大医释问丛书

一本书读懂
女性更年期

主编 李淑萍

中原农民出版社
·郑州·

图书在版编目（CIP）数据

一本书读懂女性更年期 / 李淑萍主编 . —郑州：
中原农民出版社，2018.4
（大医释问丛书）
ISBN 978 - 7 - 5542 - 1851 - 8

Ⅰ . ①一… Ⅱ . ①李… Ⅲ . ①女性 - 更年期 - 保

健 - 问题解答 Ⅳ . ① R711.75 - 44

中国版本图书馆 CIP 数据核字（2018）第 037783 号

一本书读懂女性更年期

YIBENSHU DUDONG NVXING GENGNIANQI

出版社：中原农民出版社

地址：河南省郑州市经五路 66 号　　邮编：450002

网址：http：//www.zynm.com　　电话：0371-65751257

发行：全国新华书店

承印：新乡市豫北印务有限公司

投稿邮箱：zynmpress@sina.com

医卫博客：http：//blog.sina.com.cn/zynmcbs

策划编辑电话：0371-65788653　　邮购热线：0371-65724566

开本：710mm×1010mm　　1/16

印张：5.25

字数：75 千字

版次：2018 年 4 月第 1 版　　印次：2018 年 4 月第 1 次印刷

书号：ISBN 978 - 7 - 5542 - 1851 - 8　　定价：22.00 元

编委会

主　编　李淑萍

编　委　（按姓氏拼音排序）

杜海燕　江晓红　金　琼

李淑萍　林丽娜　宋帅华

汪素卿　徐传花

内容提要

据 2000 年中国人口普查资料表明，我国围绝经期（更年期）妇女超过 1 亿人，而世界卫生组织（WHO）统计，中国 2010 年有 1.6 亿绝经妇女，到 2030 年将达到 2.8 亿人，至少有 60% 的女性有或多或少，或轻或重的绝经相关症状。而由于围绝经期激素下降带来的危害不容忽视，近期症状如月经紊乱、精神神经症状、血管舒缩症状（潮热、盗汗）、泌尿生殖道萎缩症状会导致生活质量下降，而远期症状如骨质疏松和骨折、心脑血管疾病将给家庭和社会带来沉重的负担。基于这庞大的数字和疾病的危害，我们怀着迫切的心情编写了这本书。

本书从六个方面为读者答疑，分别介绍了女性生理基本知识、更年期生理改变及相关问题、更年期常见病、更年期激素补充治疗、更年期综合征中医治疗、更年期自我保健等。

希望本书能帮助更多的女性更健康、更自信、更优雅、更有质量地生活。

目 录

女性生理基本知识

1 女性一生分哪几个阶段？ ……………………………………… 001

2 卵巢有什么功能？ ……………………………………………… 002

3 女性激素有哪些？各有哪些功能？ …………………………… 003

4 什么是月经？ …………………………………………………… 007

5 什么是绝经？ …………………………………………………… 008

6 什么是更年期？ ………………………………………………… 008

7 男性也有更年期吗？ …………………………………………… 009

8 如何判断卵巢功能开始衰退？ ………………………………… 010

9 绝经后女性体内还有雌激素吗？ ……………………………… 013

10 更年期可以延缓吗？ …………………………………………… 013

11 子宫切除会提早进入更年期吗？ ……………………………… 013

12 卵巢手术会提早进入更年期吗？ ……………………………… 014

13 更年期和更年期综合征是一回事吗？ ………………………… 014

更年期生理改变及相关问题

1 我到了更年期吗？ ……………………………………………… 017

2 更年期综合征有哪些症状？ …………………………………… 018

3 更年期为什么会潮热、出汗？ ………………………………… 019

4 更年期为什么会失眠？ ………………………………………… 021

5 更年期为什么会心慌？ ………………………………………… 021

6 更年期为什么会发胖？如何计算自己的体重指数？ ………… 022

7 更年期为什么会月经失调？ ……………………………… 023

8 更年期为什么会性欲冷淡？ ……………………………… 025

9 更年期为什么会情绪变化？ ……………………………… 026

10 更年期为什么会腰酸背痛？ ……………………………… 027

11 为什么到了更年期，我的血压不稳定了？ …………… 028

12 更年期还要避孕吗？怎么避孕呢？ …………………… 029

13 进入更年期需要取环吗？ ………………………………… 030

14 我妈妈绝经早，我也会绝经早吗？ …………………… 031

更年期常见病

1 更年期为什么会出现反复尿路感染？ ………………… 032

2 更年期为什么会易患阴道炎？ ………………………… 033

3 更年期为什么咳嗽时有尿液溢出呢？ ………………… 034

4 什么是更年期功能性子宫出血？ ……………………… 035

5 如何分辨是更年期综合征还是抑郁症？ ……………… 036

6 心血管疾病的发病与更年期有关吗？ ………………… 037

7 更年期易患哪些妇科恶性肿瘤？ ……………………… 037

8 有哪些疾病会在更年期找上我？ ……………………… 040

9 到了更年期子宫肌瘤还要治疗吗？ …………………… 042

更年期激素补充治疗

1 什么是激素补充治疗？ ………………………………… 043

2 更年期要补充激素吗？ ………………………………… 044

3 激素补充治疗最佳时机是什么时候呢？ ……………… 045

4 激素补充时间是多久呢？ ……………………………… 046

5 激素补充治疗方案有哪些呢？ ………………………… 047

6 激素补充治疗途径有哪些？ …………………………… 048

7 补充激素会发胖吗？ …………………………………… 050

8 补充激素会长肿瘤吗？ ………………………………… 050

9 补充激素时阴道出血怎么办？ ················· 051

10 补充激素期间有哪些注意事项？ ················· 051

更年期综合征中医治疗

1 中医是如何看待更年期综合征的？ ················· 052

2 中医将更年期综合征分为哪些证型？ ················· 052

3 针对不同证型的治疗方法是什么？ ················· 053

4 中医药治疗更年期综合征的优势有哪些？ ················· 054

5 更年期可以吃膏方吗？ ················· 054

6 更年期如何用中药进补？ ················· 056

7 什么是艾灸？适用于哪些更年期症状？ ················· 057

8 什么是足浴疗法？适用于哪些更年期症状？ ················· 059

9 什么是食疗？更年期适用哪些食疗方法？ ················· 060

更年期自我保健

1 更年期要做体检吗？ ················· 062

2 更年期饮食需要有什么变化吗？ ················· 063

3 更年期贫血要补铁吗？ ················· 064

4 更年期需要补充维生素吗？ ················· 064

5 更年期容易潮热、出汗，有什么办法吗？ ················· 065

6 更年期心情烦躁易怒，可以吃什么缓解吗？ ················· 066

7 更年期容易失眠，可以吃什么改善吗？ ················· 066

8 更年期女性如何保持身材？ ················· 066

9 更年期女性怎样进行皮肤保养？ ················· 067

10 更年期女性可以吃保健品吗？ ················· 068

11 大豆含有大豆异黄酮（类雌激素作用），更年期可以多吃吗？

················· 068

12 更年期女性可以吃蜂王浆、花粉和阿胶吗？ ················· 069

13 更年期女性做什么运动比较好？ ························· 069

14 更年期女性锻炼要注意什么？ ························· 072

15 更年期女性怎样进行卵巢保养？ ······················· 073

16 更年期女性可以饮酒吗？ ····························· 073

17 更年期女性如何补钙？ ······························· 073

女性生理基本知识

 女性一生分哪几个阶段?

女性的一生从胎儿到长大成人,最后衰老,是一个渐进的生理过程,每个生理阶段都有不同的特点,按女性生理特点可将女性一生分为 7 个阶段:胎儿期、新生儿期、儿童期、青春期、性成熟期、绝经过渡期、绝经后期。

(1)胎儿期:是从卵子受精至胎儿娩出为止的时期。这个时期,胎儿在母亲体内迅速生长,是决定生殖器官发育是否正常的时期。

(2)新生儿期:出生后 4 周内。女性胎儿在母体内受胎盘及母体性激素的影响,出生后外阴较丰满,乳房略隆起,而出生后脱离胎盘循环,血中女性激素水平迅速下降,可出现阴道少量出血,均属生理现象,短期内能消失。

(3)儿童期:出生后 4 周至 12 岁左右,生殖器官为幼稚型。在儿童后期受垂体促性腺激素的影响,卵巢内的卵泡有一定发育并分泌激素,但仍达不到成熟阶段。

(4)青春期:女孩从 11 ~ 12 周岁到 17 ~ 18 周岁,男孩从 13 ~ 14 周岁到 18 ~ 20 周岁的性功能逐渐发育成熟的时期。在这段时期内,女性第一性征发育,生殖器官从幼稚型变为成人型。第二性征出现,包括乳房发育,音调变高,出现阴毛和腋毛,骨盆横径发育大于前后径,胸、肩、髋部皮下脂肪增多,初现女性特有体态。月经初潮,是青春期发育的重要标志。

(5)性成熟期:是卵巢生殖功能及内分泌功能最旺盛时期,也称生育期。一般自月经初潮开始,历时约 30 年。此期女性性功能旺盛,卵巢功能成熟,出现周期性排卵和分泌性激素,生殖器官及乳房在卵巢激素作用下发生周期性变化。

（6）绝经过渡期：是从绝经前的生育期走向绝经的一段过渡时期，是从临床特征、内分泌学及生物学上开始出现绝经趋势，直至最后一次月经的时期。标志着卵巢功能开始走向衰退直至终止的时期。一般始于 40 岁后，历时短则 1～2 年，长则 10 余年。绝经过渡期又分为绝经过渡早期和绝经过渡晚期。

进入绝经过渡早期的标志是 40 岁以上的女性在 10 个月之内发生 2 次相邻月经周期长度的变化 ≥ 7 天，进入绝经过渡晚期的标志是月经周期长度超过原月经周期 2 倍以上。

（7）绝经后期：绝经后的生命时期。指自人生中最后一次月经以后一直到生命终止的整个时期。其中女性 60 岁后称为老年期，此时期卵巢功能完全衰竭，雌激素水平降低，生殖器官进一步萎缩。此阶段易发生和绝经期相关的疾病，如萎缩性尿道炎、阴道炎、骨质疏松，甚至出现一些老年性疾病，如心、脑血管疾病。

2 卵巢有什么功能？

卵巢是女性的性腺，其主要功能为产生卵子并排卵（生殖功能）和分泌女性激素（分泌功能）。

（1）生殖功能：即产生和排出卵子。卵巢的生殖功能在胎儿时期就奠定了基础，自胎儿早期卵巢开始发育，里面的生殖细胞就开始不断繁殖，至胎龄约 20 周时达高峰，此后卵母细胞陆续退化，出生时约剩 200 万

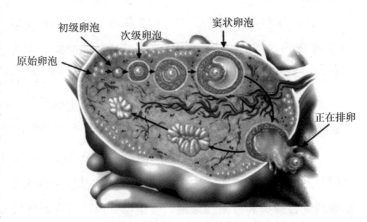

初级卵泡　次级卵泡　窦状卵泡　原始卵泡　正在排卵

个，月经初潮时剩30万～40万个，最后真正成熟并排出的卵子约400个。生育期女性，卵巢周期性排卵，每次有8～10个卵细胞同时发育，但仅1～2个卵子能发育成熟排出。绝经时卵母细胞已基本耗竭。

（2）分泌功能：即分泌女性激素，包括雌激素、孕激素和少量雄激素。卵泡膜细胞为排卵前雌激素的主要来源，黄体细胞在排卵后分泌大量的孕激素和雌激素，雄激素（睾酮）主要由卵巢间质细胞和门细胞产生。

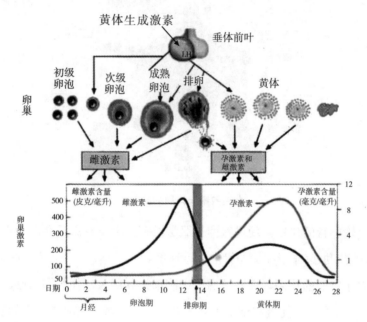

3　女性激素有哪些？各有哪些功能？

女性激素主要包括雌激素、孕激素和少量雄激素。

（1）雌激素：一提到雌激素，很多人都会联想到皮肤白皙、身材丰腴，没错，女性特有的体态与雌激素的作用是分不开的。雌激素在女性一生中的巨大作用是任何激素都不能替代的，它主导女性第二性征的发育和维持，调控女性体内环境的稳定，控制女性的生命周期。雌激素对于女性来说，就如同人类生命之源的水一样重要，得益于雌激素的滋养，我们的女性之花才能娇艳开放，日趋动人。绝经后，由于卵巢功能衰竭，雌激素水平下降，女性缺乏雌激素的滋润，就如同花朵失去浇灌，会逐渐枯萎下去。雌激素对女性的作用如此重要，现在就让我们来看看它的具体作用吧。

●对卵巢的作用。①直接作用。雌激素可以刺激卵泡发育。②间接作用。雌激素血浓度的高低可以促进或抑制促性腺激素的释放，从而间接影响卵巢功能。

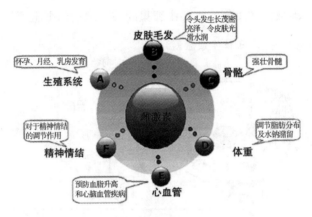

皮肤毛发
令头发生长茂密亮泽，令皮肤光滑水润
B
怀孕、月经、乳房发育
生殖系统
A
骨骼
强壮骨髓
C
雌激素
对于精神情结的调节作用
精神情结
F
体重
调节脂肪分布及水钠潴留
D
预防血脂升高和心脑血管疾病
心血管
E

女性激素起作用的部位

●对输卵管的作用。促进输卵管肌层发育及上皮分泌活动，加强输卵管节律性收缩，加速卵子在输卵管的运行速度。

●对子宫肌的作用。促进子宫肌细胞增生和肥大，使肌层增厚，子宫增大；增进子宫血运，促进和维持子宫发育；提高子宫肌层对缩宫素的敏感性。

●对子宫内膜的作用。促进子宫内膜的修复与增殖。

●对宫颈的作用。使宫颈黏液分泌增加，变稀薄，有利于精子的存活及穿透；使宫颈松弛、扩张。

●对阴道上皮的作用。使阴道上皮细胞增生和角化，黏膜变厚，增加细胞内糖原含量，使阴道维持酸性环境。

●对外生殖器的作用。使阴唇发育、丰满。色素加深。

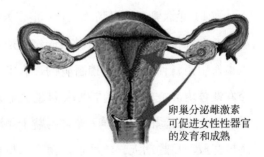

卵巢分泌雌激素可促进女性性器官的发育和成熟

●对第二性征的作用。刺激并维持女性第二性征，如使脂肪和毛发分布具女性特征，使乳头、乳晕着色，刺激乳腺导管的生长，促进乳腺腺泡的发育及乳汁生成，骨盆宽大等。促进其他女性第二性征发育。

●对下丘脑、垂体的作用。通过对下丘脑和垂体的正负反馈调节，控制促性腺激素的分泌。

代谢作用。促进水钠潴留，促进肝脏高密度脂蛋白合成，抑制低密度脂蛋白合成，降低循环中胆固醇水平，维持和促进骨基质代谢。

（2）孕激素：说完了雌激素的作用，我们再来谈谈女性体内另一个重要的性激素——孕激素，孕激素也是由卵巢分泌的，其中以孕酮（黄体酮）为主。孕激素和雌激素就像是一对欢喜冤家，它们之间相生相克，相辅相成，共同调节着女性生理功能。一方面，孕激素绝大部分功能都离不开雌激素的协同作用，它在雌激素作用的基础上，进一步促使女性生殖器和乳房的发育，为妊娠准备着，其主要生理功能促使子宫内膜产生分泌期的变化，创造有利于受精卵植入的环境，保证妊娠的安全进行。另一方面，它和雌激素又有拮抗作用，雌激素促进子宫内膜增生与修复，孕激素则限制子宫内膜增生，并使增生的子宫内膜转化为分泌期。其他的拮抗作用表现在子宫收缩、输卵管蠕动、宫颈黏液变化、阴道上皮细胞角化和脱落以及水钠潴留和排泄等方面。下面详细来谈谈孕激素的主要生理作用。

对子宫肌的作用。降低子宫平滑肌兴奋性及其对缩宫素的敏感性，抑制子宫收缩，有利于胚胎及胎儿宫内生长发育。

●对子宫内膜的作用。使增生期内膜转化为分泌期内膜，为受精卵着床做好准备。

●对宫颈的作用。使宫口闭合，黏液分泌减少，性状变黏稠。

●对输卵管的作用。抑制输卵管肌节律性收缩的振幅。

●对阴道上皮的作用。加快阴道上皮细胞脱落。

●对乳房的作用。促进乳腺腺泡发育，为泌乳做准备。

●对下丘脑、垂体的作用。通过丘脑下部抑制垂体促性腺激素的分泌。

●对体温的作用。兴奋下丘脑体温调节中枢，可使基础体温在排卵后升高 0.3～0.5℃，使得体温呈双相变化，可以通过对基础体温的监测来监测排卵。

●代谢作用。促使体内水钠排泄。

（3）雄激素：一说到雄激素，我想大家脑海里马上会闪现这样的疑问：雄激素？这不是男人才有的吗？是的，雄激素又称男性激素，在男性主要由睾丸合成和分泌，它促进男性性器官成熟和第二性征的出现，并维持正常性欲及生殖功能。但雄激素不仅对男性来说很重要，同时它也是女性体内一种重要的激素，由肾上腺皮质和卵巢分泌。雄激素在女性体内的作用包括以下几方面：

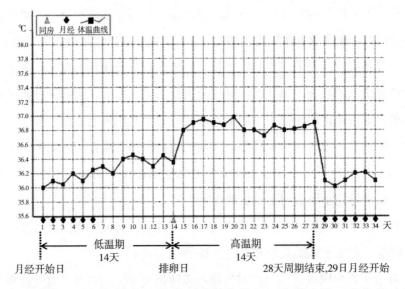

●雄激素可以促使阴蒂、阴唇和阴阜的发育，维持女性正常生殖功能，使女性性欲增强。

●雄激素和雌激素一起互相配合，控制女性的阴毛和体毛的生长和分布，让女性的皮脂增多，形成特有的优美曲线。

●在青春期促进蛋白质合成和代谢，加速软骨骨骺的融合，刺激骨骼成熟，促进骨骼、肌肉的生长发育，减少水、钠的排出并保留钙，使身高和体重快速增长。

●较大剂量的雄激素可以刺激骨髓的造血功能，特别是红细胞的生成。

●对丘脑下部及垂体具有调控作用。

●决定生殖器官的分化。

这样看来，雄激素对女性的生理作用也不可小觑啊。不过注意哦，过多的雄激素会对雌激素产生拮抗作用，如减缓子宫及其内膜的生长和增殖，抑制阴道上皮的增生和角化，抑制卵泡的发育。长期使用雄激素的人，可出现男性化的表现。

 什么是月经?

女性进入青春期后，下丘脑－垂体－性腺轴的功能及其反馈机制均成熟，卵巢出现了周期性的变化，子宫内膜的功能层受卵巢激素变化的调节，出现周期性增殖、分泌和脱落性变化。这种伴随卵巢周期变化而出现的子宫内膜周期性脱落及出血就叫作月经。俗称"例假"。规律月经的出现是生殖功能成熟的重要标志。

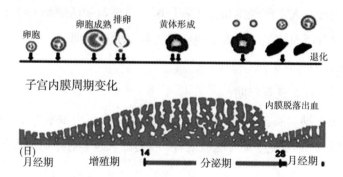

卵巢周期性变化

卵胞　卵胞成熟　排卵　黄体形成　退化

子宫内膜周期变化

内膜脱落出血

(日)　月经期　增殖期　14　分泌期　28　月经期

月经第一次来潮称月经初潮，初潮年龄多在 13 ～ 14 岁。如果 16 岁以后月经尚未来潮应当引起重视。初潮早、晚主要受遗传因素控制，其他因素，如营养、体重亦起着重要作用。

那么，正常的月经具有哪些特征呢?

正常的月经具有周期性。出血的第 1 天为月经周期的开始，两次月经第

1 天的间隔时间称一个月经周期，一般为 28 天 ±7 天。每次月经持续时间称经期，一般为 2 ～ 8 天。一次月经的总失血量称经量，正常月经经量为 50 ～ 80 毫升，超过 100 毫升为月经过多。月经血呈暗红色，除血液外，还包括子宫内膜碎片、宫颈黏液及脱落的阴道上皮细胞。一般月经期无特殊症状，但经期由于盆腔充血及前列腺素的作用，有些女性会出现下腹及腰骶部下坠不适或子宫收缩痛，并可出现腹泻等胃肠功能紊乱症状。少数人还会出现头痛及轻度神经系统不稳定症状。

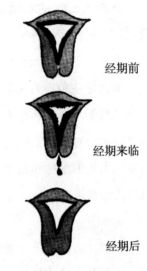

经期前

经期来临

经期后

子宫内膜在月经周期中的变化

 什么是绝经？

绝经是指女性一生中的最后一次月经。绝经的真正含义并非指月经的有无，而是指卵巢功能的衰竭。我国女性平均绝经年龄为 49.5 岁。

绝经可以分为自然绝经和人工绝经。自然绝经是指卵巢内卵泡生理性耗竭所致的绝经。人工绝经是指由于各种医疗措施，如两侧卵巢经手术切除或放射线照射等所致的绝经。人工绝经者更易发生更年期综合征。

 什么是更年期？

提起更年期其实大家都不陌生，电视节目上会出现很多"大家不要理她，她更年期呢""你早更了吧"这些语言，身边的人也会时不时地调侃一句"你更年期了吧"。

更年期为大家所熟知大多是因为处于此期的女性情绪变化的不稳定性，脾气秉性的不可估摸性，潮热出汗的不可控制性，症状行为的不可责怪性，而使人们"闻更色变"。当然，并不是所有这个时期的妇女都是这样的，"绝经是每个女性都要经历的阶段，只要她的寿命足够长"，但是并不是大家都要经历这样一个难熬的阶段，这就是"更年期"和"更年期综合征"的区别，更年期是一种精神和机体的一种"生理"变更现象。变更得顺利就比较平稳地度过，变更的曲折可能就要经历比较难熬的阶段。其实在医学上，由于更年期定义模糊，1994年世界卫生组织已经提出废除"更年期"这一术语，推荐使用"围绝经期"一词，但由于更年期一词早已深入人心，大多数人，尤其是没有医学背景的人仍以更年期称呼它，并且把"更年期综合征"简化为"更年期"。更年期的确切定义是指从接近绝经出现与绝经有关的内分泌、生物学和临床特征起至绝经1年内的时间。此阶段，妇女因卵巢功能衰退而出现以自主神经功能紊乱为主的综合征，表现为月经周期紊乱、潮热、出汗、心悸、情绪改变等。即为更年期综合征。

 男性也有更年期吗？

说到更年期，我想很多人脑海里就会浮现出一个脾气暴躁的中年女性形象吧，好像更年期就是女性的专利。妇科医生也经常碰到因为更年期的一些症状来就诊的患者感叹："做女人真麻烦，要来月经，要怀孕生孩子，还要受更年期的折磨，下辈子一定要做男人！"难道更年期只是女性专属的吗？男性有没有更年期呢？其实，男性也有更年期，只不过男性的表现更为隐蔽而已。那什么是男性的更年期呢？男性更年期综合征又有哪些表现呢？

男性更年期是近些年国际上逐步确定的病症，多发于50～60岁的人群，由其体内睾酮降低引起。男性睾酮下降高发于精神压力较大的人群、慢性疾病患者、不良生活方式以及缺乏体育运动的人群。尤其是成功人士，往往刚刚过了40岁，症状就会显现出来。

男性更年期有多种命名，如男性绝经期、迟发性性腺功能低下、中老年男性雄激素部分缺乏综合征等，以后两种较为常用。临床中许多人主张其名称应该是中老年男性雄激素部分缺乏综合征［PADAM，PADAM是１９９４年由奥地利泌尿学会提出，并得到了国际老年男性研究会（ISSAM）的认可和推荐，临床沿用广泛］，该观点认为它是由于体内雄激素生成进行性下降，血清睾酮水平低于健康青年男性的正常范围，出现一系列雄激素部分缺乏的相应临床症状和体征的一组综合征，患者体内睾酮水平下降，补充雄激素后，症状缓解，疗效肯定。2001年国际老年男性研究会认为男性更年期是一组临床综合征，应加上"综合征"这3个字，以"男性更年期综合征"命名更为合理。

男性更年期综合征由于出现时间的不同和体质、生活、精神等因素的影响，临床表现复杂多样，但主要表现为以下四个方面：

（1）精神症状：主要表现为性情的改变，如情绪低落、忧愁伤感、沉闷欲哭，或精神紧张、神经过敏、喜怒无常，或胡思乱想、捕风捉影、缺乏信任感等。

（2）自主神经功能紊乱：一是心血管系统症状，如心悸、心前区不适，或血压波动、头晕耳鸣、潮热、出汗；二是胃肠不适，如食欲不振、脘腹胀满、大便时秘时泻；三是神经衰弱，如失眠、少寐多梦、易惊醒、记忆力减退、健忘、反应迟钝等。

（3）功能障碍：多为性欲减退、阳痿、早泄、精液量少等。

（4）体态变化：全身肌肉开始松弛，皮下脂肪较以前丰富，身体变胖，显出"福态"。

我们都知道女性的更年期非常重要，要警惕心理的变化。但是对于男性来说在更年期的这个时间，心理以及生理也会发生很大变化，因此也是需要高度重视的。而且更年期男性更易出现抑郁状态，所以如果家中有男性成员处于这个时期，更需要我们的关注和关爱。

 如何判断卵巢功能开始衰退？

女性更年期首先发生变化的内分泌腺体是卵巢，大约在绝经前10年已经开始出现卵巢功能衰退的变化。那么如何才能知道卵巢功能是否已经开始衰退了呢？40岁以上女性，出现以下三个方面的任何一种表现，就标志着卵巢功能已经开始衰退，进入更年期了。

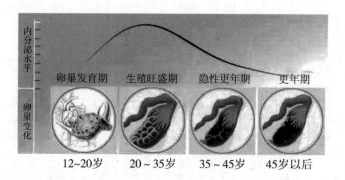

（1）月经紊乱现象：如从正常的月经周期变为不定期出血、经期持续时间长、月经经量增多或减少等。

（2）情绪变化：如经前情绪不稳定、乳房胀痛、失眠多梦、头痛、腹胀、肢体浮肿，烦躁、焦虑、多疑等。

（3）潮热、出汗：突然在面部、颈部与胸部有热感，随之扩大至大面积或局部的皮肤。

另外，我们可以通过一些方法来测定卵巢功能是否减退：

（1）测量基础体温：卵巢在排卵后形成黄体，分泌孕激素，孕激素有升高体温的作用，利用这一特点，在每天睡醒后立即测量舌下体温，并列出体温变化，从中可以看出有无黄体形成，同时又可间接地了解有无排卵。正常妇女在月经期后，一般体温在36.5℃左右，排卵日可达到最低点，继而上升0.3～0.5℃，维持12～16天，然后在月经期前一天或第一天下降至低水平，这种前半段低、后半段高的基础体温即为双相型体温，提示有排卵。若后半段体温不升高，则称为单相型体温，表明无排卵。

卵巢功能衰退者基础体温呈单相型，即月经后半期体温不升高也不下降。

（2）观察宫颈黏液：子宫颈腺体的分泌受卵巢周期的影响，也有周期性的变化。月经后黏液量少而黏稠，排卵期黏液稀薄、透明、拉丝力强，放在玻片上干燥后，于显微镜下可见羊齿状结晶。卵巢功能衰退者不见羊齿状结晶，且宫颈黏液比较稠。

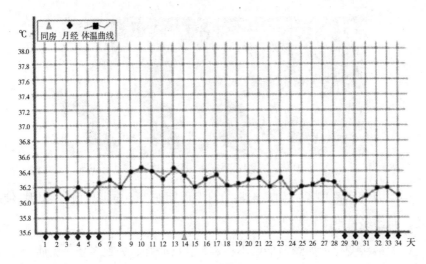

单相型体温

（3）阴道脱落细胞检查：阴道的上皮细胞也随卵巢周期的影响而呈周期性的改变。阴道涂片观察细胞可以反映体内雌激素的水平，从而粗略地了解卵巢功能状况。卵巢功能衰退者阴道涂片出现不同程度的雌激素低落。

（4）子宫内膜活检：子宫内膜是受精卵着床的部位。采取子宫内膜做活组织检查，可了解卵巢功能，有无排卵及分泌期的情况，同时还可了解内膜有无炎症、息肉及癌变等器质性病变。

（5）内分泌检查：即通常所说的妇科内分泌六项，应在卵泡早期测，若促卵泡激素（FSH）＞10单位／升，提示卵巢储备功能下降。

（6）卵泡监测：以阴道B超为好，可以监测卵泡发育及排卵情况。

（7）抗缪勒管激素（AMH）：AMH由卵巢内窦前卵泡和小窦卵泡分泌，其水平与卵巢内卵泡数量直接相关。AMH在月经周期中波动较小，但与窦卵泡计数、年龄的相关性极高，因此被认为是评估卵巢储备功能的最直接、最重要指标之一。卵巢功能减退患者血清AMH降低，绝经前15～5年AMH水平成对数级下降之后低到不可测。运用AMH的年龄模型，30周岁以上女性，可以早期判断卵巢是否衰老。40周岁以上女性，可早期预测绝经年龄。

9 绝经后女性体内还有雌激素吗？

女性体内的雌激素以雌二醇（E_2）为主，其次是雌酮（E_1），前者来源于卵巢，后者来自卵巢的间质细胞和肾上腺皮质分泌的雄烯二酮转化而成。绝经后卵巢极少分泌雌激素，但女性循环中仍有低水平雌激素，主要来自E_1。而 E_2 来源于雄激素在性腺外的转化，无周期变化，浓度低。绝经后女性循环中 E_1 高于 E_2。由于 E_1 的作用只有 E_2 的 1/10，因此绝经后女性体内雌激素的水平下降是显著的。

10 更年期可以延缓吗？

更年期是女性一生中必经的生理过程，但是更年期并不是一个明确的节点，具体是指从卵巢功能开始衰退，直到绝经后 1 年内这段时间。什么年龄进入更年期呢？一般认为从 40 岁开始，但由于每位女性自身情况的不同，进入更年期的时间并非一模一样。一方面，进入更年期的年龄与家族遗传因素有一定关系，另一方面，也严重受到后天的生活方式、生活环境、社会因素、药物、疾病等因素的影响。不良的生活方式，如经常熬夜、喝咖啡、抽烟、长期酗酒、吸食毒品、长期暴露于有害气体及化学刺激，或者长期处于巨大工作压力之下，都有损于卵巢功能。另外，放射性物质、手术、化学疗法、经常服用紧急避孕药等，都会影响卵巢功能，导致提前进入更年期。

所以，虽然随着年龄的增长，卵巢功能的衰退是自然规律，更年期是女性生命历程中不可避免的阶段，但保持良好的生活习惯及乐观开朗的性格，多做运动，减少导致卵巢功能受到影响的危险因素，可以一定程度上延缓更年期的到来，另外，也可以避免在更年期期间，出现严重的更年期综合征表现。

11 子宫切除会提早进入更年期吗？

临床上经常见到因病情需要做子宫切除的患者，手术前很担心地问："医生，我切了子宫是不是会更年期提前了？"更年期主要是由于卵巢功能减退、体内雌激素减少造成的，与子宫切除关系不大。但由于卵巢有一部分血液供应来自和子宫相通的血管，在切除子宫的时候，阻断这些血管可能影响到手术后卵巢的血液供应，手术后卵巢血液供应下降可能加速卵巢功能衰竭，所以单纯子宫切除的女性，其卵巢功能衰退可能早于未行子宫切除的女性。

12 卵巢手术会提早进入更年期吗？

卵巢是女性体内雌激素的主要来源，卵巢手术损伤了卵巢组织或者卵巢周围的血液供应，都将对卵巢功能产生影响，导致更年期提前。

（1）卵巢切除术：手术直接切除双侧卵巢，因直接损伤卵巢组织，卵巢功能急速下降并衰竭，提早进入更年期。这类手术导致的卵巢功能提前衰竭，机体没有逐渐适应激素分泌下降的机会，更年期症状可能非常严重。过去认为切除一侧卵巢，对侧卵巢可以维持正常的内分泌功能。而近年来的研究表明，一侧卵巢或部分卵巢切除后，卵巢分泌激素的水平下降，垂体分泌促卵泡激素升高，对侧卵巢发生较早衰退，提早进入更年期的机会增加。

（2）其他卵巢手术：如卵巢肿物剥除术、卵巢打孔术等，如果严重损伤了卵巢周围的血液供应或直接损伤了卵巢组织，有可能导致卵巢功能提前衰退，提前进入更年期。其中以巧克力囊肿剥除术对卵巢功能影响最大，主要是由于巧克力囊肿与周围组织粘连较重，囊肿壁周围是含有卵母细胞的卵巢组织，剥除囊肿壁时不可避免会损伤周围正常的卵巢组织。双侧巧克力囊肿剥除术相较于单侧巧克力囊肿剥除术对卵巢功能的影响更大。另外，卵巢手术时损伤卵巢门处较大血管或髓质部血管，导致出血较多，而进行大范围缝扎止血时，有可能导致卵巢皮质缺血坏死，影响术后卵巢功能，导致更年期提前。

13 更年期和更年期综合征是一回事吗？

更年期是女性在一生中必然要经历的一个内分泌变化的过程，是指绝经及其前后的一段时间，是女性从生殖期过渡到老年期的一个特殊生理阶段，一般认为从 40 岁开始。

更年期期间，由于女性卵巢功能的衰退、激素分泌水平下降，可引起身体和心理的一系列变化，但每人所表现的变化程度不等，时间长短不一，轻的可以安然无恙，重的可以影响工作和生活，甚至会发展成为更年期疾病。短的几个月，长的可延续几年。

更年期综合征是指女性在围绝经期或其后，因卵巢功能逐渐衰退或丧失，以致雌激素水平下降所引起的以自主神经功能紊乱、代谢障碍为主的一系列综合征。更年期综合征多发生于 45 ～ 55 岁，一般在绝经过渡期月经紊乱时，这些症状已经开始出现，可持续至绝经后 2 ～ 3 年，仅少数人到绝经 5 ～ 10 年后症状才能减轻或消失。更年期综合征临床表现分为近期表现和远期表现。

（1）近期表现包括：

●月经紊乱，如月经不规律、经期持续时间长、月经量增多或减少。

●血管舒缩，最常见的就是潮热，特点是反复出现短暂的面部、颈部及胸部皮肤阵阵发红，伴有潮热，继之出汗，一般持续数分钟不等，发作频率不定。

●自主神经失调，如失眠、心慌、眩晕、头痛、耳鸣。

●精神神经症状，如激动易怒、焦虑不安、情绪低落、抑郁、不能自我控制、记忆力减退、注意力不集中。

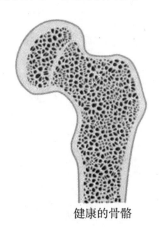
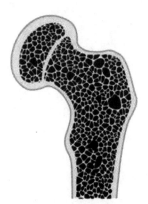

健康的骨骼　　　　　　骨质疏松的骨骼

（2）远期表现包括：

●泌尿生殖道，阴道干涩、性交困难、反复阴道炎、尿路感染（尿急、尿痛、排尿困难）。

●心、脑血管，如动脉硬化、冠心病、脑血管疾病。

●骨质疏松，如骨痛、身材变矮、骨折。

●阿尔茨海默病（老年性痴呆）。

更年期生理改变及相关问题

 我到了更年期吗?

女性进入更年期的年龄因人而异，但大都在 40 岁或者更晚。不少 40 多岁的女性，会发现自己的月经开始变少或者变得不正常起来，月经期由原来的五六天变成了两三天，甚至更少。能否就此判断是更年期提早到来了呢?

月经改变是女性进入更年期的重要标志之一。有数据显示，70% 的女性进入更年期后会发生月经紊乱。40 岁以上的很多女性月经从规律变为不规律，月经周期延长或缩短，到最后月经停止称绝经。其间部分女性经量减少或经期缩短，部分女性经量增多、经期延长，这种情况说明她正处于更年期到来之前的阶段，也可以说处在"绝经过渡期"时段。如果有人在这个年龄段之间出现月经期短、量少等情况，属于正常的生理反应，但这是有严格年龄考虑的。当然也有月经紊乱现象在更年期之前提早出现的可能性，但这一定要通过专科医生诊疗以及相应的检查来判断。

更年期是女性一生中必经的生理过程，一般认为从 40 岁开始，但由于每位女性自身情况的不同，进入更年期的时间并非一模一样。如果年龄超过 40 岁，在 10 个月内有 2 次月经推后 7 天以上，可能就是更年期的征兆。建议这类女性在月经的第 2 或第 3 天来医院抽血检测激素水平，如果雌激素值 ＜ 5 纳克／升，促卵泡激素 ＞ 40 单位／升，提示卵巢功能已经开始衰竭。如果激素水平有改变，并伴有潮热、烦躁等症状，基本可以判定已经进入更年期了。

45 ～ 55 岁的女性出现月经量少，但周期规律、无其他不适的情况属于正常情况，可以简单判断更年期即将到来。若出现潮热、出汗、眩晕、疲劳等多方不适的情况，要及时到医院找妇科医生咨询或治疗。

 更年期综合征有哪些症状?

通常来说，女性更年期综合征会出现以下症状：

（1）月经改变：月经周期改变是围绝经期出现最早的临床症状。大致分为3种类型：

●月经周期延长，经量减少，最后绝经。

●月经周期不规则，经期延长，经量增多，甚至大出血或出血淋漓不断，然后逐渐减少而停止。

●月经突然停止，较少见。由于卵巢无排卵，雌激素水平波动，子宫内膜癌发生的风险上升。对于异常出血者，应行诊断性清宫术，排除恶变。

（2）血管舒缩症状：主要表现为潮热、出汗，是血管舒缩功能不稳定的表现，是更年期综合征最突出的特征性症状。约3/4的自然绝经或人工绝经女性可以出现。潮热起自前胸，涌向头颈部，然后波及全身，少数女性仅局限在头、颈和乳房。在潮红的区域患者感到灼热，皮肤发红，紧接着出汗。持续数秒至数分钟不等，发作频率每天数次，甚至30～50次。夜间或应激状态易促发。此种血管功能不稳定可历时1年，有时长达5年或更长。

（3）心悸：也就是心慌，也是更年期综合征最常见的症状之一。

更年期女性说这种感觉简直就像做贼心虚，很不是滋味儿。当外界有突然响动，有时动静并不大，自己却感到一阵心慌，心脏突突突地跳个不停，需要好长一段时间才能渐渐平静下来。反复做心电图检查、24小时动态心电图，甚至平板运动试验，结果常常正常，充其量发作时表现为窦性心动过速。

（4）精神、神经症状表现异常：如焦虑、抑郁、烦躁、易怒、易哭、疲乏、皮肤蚁走感等，总觉得成群的蚂蚁在皮肤上、头发里爬来爬去，很难受，经皮肤科检查却并无异常发现。

（5）腰酸背痛：是更年期女性骨质疏松的早期症状。研究表明，更年期综合征的表现不同，这种酸痛感多数是由于竖脊肌持续紧张造成的。早期的骨丢失多发生在脊椎，在重力的作用下，脊椎骨有被压缩的倾向，使人感到似乎弯腰驼背更舒服一些，但生活又要求人们站直了，别趴下。这样竖脊肌就必须持续紧张，对抗这种压缩倾向。久而久之，肌肉持续收缩不缓解，则腰酸背痛。如果骨质疏松继续发展，则有可能发生骨质疏松性骨折。

（6）心血管症状：典型的症状是高血压，更年期引起的女性高血压表现为收缩压升高，而舒张压不高，这种波动十分明显。血压升高会出现头昏头痛、两眼发胀、胸闷心慌等症状，常与潮热、出汗同发。有的女性在更年期还会出现冠心病、糖尿病。

（7）神经障碍：都说更年期的女人惹不得，妇女进入更年期会出现一定程度上的神经障碍，具体程度因人而异。妇女的情绪在更年期容易不稳定、易激动、易怒，有时自己知道不对也很难控制；还有的可能反过来出现抑郁失眠、不爱说话。

（8）性冷淡、性功能减退：由于雌激素的水平下降，女性在更年期会产生性冷淡的症状。具体表现为阴道干燥、失去弹性，甚至在性生活时会引起疼痛。久而久之容易对性生活厌倦、反感，造成性冷淡。而此时男性对性的要求仍无明显的减退，这也是在女性更年期容易发生夫妻关系不好的原因之一。

除了生理上的症状外，女性更年期心理的症状也不容忽视，更年期女性多会出现以下心理特点：

情绪不够稳定，易激动，易怒，易紧张焦虑。

注意力不够集中，不易集中自己的思想，不易集中自己的精力。

心理敏感性增强，感觉易敏感。

记忆力减弱。

需要注意的是，上述更年期出现的特点并不是所有更年期女性所共有，而仅是在一部分更年期女性身上出现。

 更年期为什么会潮热、出汗？

血管舒缩障碍是典型的更年期症状，而潮热、出汗又是最常见的表现。

潮热是一种从胸部向面部、头部和双上肢迅速蔓延的热感，轻者脸颊潮红，重者出现细密的汗珠或汗滴。潮热发作多没有明确的诱因，可在夜间或凌晨发作，让人一觉醒来浑身是汗，不得不掀开被子，散热后又觉寒冷。一热一冷，睡意顿消。如此反复发作，更年期女性的睡眠质量大为下降，整天没精打采，哈欠连天，做起事来难以集中精力。潮热、出汗常出现在刚绝经到绝经3～5年。也有的人在月经尚规律，或月经稀发（3个月到半年来1次）时，就已有明显的潮热。约3/4的更年期女性会体验到潮热、出汗，有的人症状轻，仅是偶尔觉得脸热，有的人症状重，潮热一阵儿接一阵儿，有时一天发作数十次之多，不但脸热发红，同时还大汗淋漓，以致口袋里备用的毛巾、手绢总是湿漉漉的，手中的报纸、书籍等经常成为其驱热的扇子，即便是室温适宜，潮热发作时她们也会将其挥舞得哗啦作响，令周围的人莫名其妙。潮热可持续1年以上，有5%的女性持续5年以上。其发作的频率个体差异较大，有些偶然发作，时间短促，有些则每天发作，持续时间数秒至数分钟，严重时每天发作数十次，持续时间长达15分钟。

专家发现，更年期潮热、出汗与更年期雌激素缺乏使得神经系统对血管运动失去控制有关。正常情况下，人们在激动、运动或环境温度升高时，交感神经兴奋，肾上腺素分泌增多，导致血管舒张，汗液分泌增加。更年期时，主要是由于卵巢功能减退，体内雌激素水平下降，使脑垂体促性腺激素分泌增加，体内肾上腺素、多巴胺、组胺、缓激肽和前列腺素分泌不稳定，使血管舒缩功能失调。育龄女性中，雌激素具有增加心率、全面保护动脉系统的功能，当雌激素减少时，血管舒缩功能不稳定，血管突然扩张，使皮肤血流加速而发生潮热。

潮热的发生，还与更年期自主神经功能障碍有关。由于雌激素有增强副交感神经的作用，更年期雌激素下降时，使其对下丘脑的副交感神经稳定作用减弱，从而产生了反应性交感神经张力过高。当中枢神经系统的神经介质发生变化，可对颈交感神经发生作用，产生区域性血管扩张。因头、颈、胸、背这些区域的自主神经系统更敏感，使这些部位潮热最为显著。停经后期，自主神经系统已逐渐适应，在重新调整下达到新的平衡，于是潮热症状自然消失。

 更年期为什么会失眠？

失眠是更年期女性都会出现的一种症状，对于到了中年的女性来说会更严重。这是因为社会和家庭中承担的压力越来越大，许多更年期女性开始成为家里的经济支柱，面对各方压力，精神心理负担徒增，失眠也随之产生。处在更年期这一阶段会给患者造成一定的心理压力，影响女性的身体健康。随着年龄的增大，耐心愈加不足，易激惹。很多更年期女性自己都明显能感觉到，以前看得惯的事情，现在开始挑剔、看不惯了，这样的情绪产生后，也会加重失眠的症状。

女性更年期失眠的原因还与雌激素减少，内分泌有关，这是因为卵巢功能衰退，雌激素减少，女性出现心悸、胸闷、忧虑、抑郁、易激动、失眠、记忆力减退等症状。更年期失眠是女性进入更年期以后经常出现的一种症状，患者会在夜间发生潮热、盗汗等症状，也在很大程度上影响了睡眠。突然间出汗或者被热醒，也打乱了原本的睡眠时间，更易造成原本睡眠质量不高的人情绪更加抑郁或暴躁，想睡觉，却由于生理原因无法安眠。

 更年期为什么会心慌？

心慌是人体常见的一种生理现象，心慌在医学上被称为心悸，引起心悸的原因有生理性的也可以是病理性的。心慌在医学上亦称为心律失常，届时心脏收缩的频率每分钟 100～140 次。其发生是心脏的窦房结受激动引起的。健康人体力劳动后或感情激动时都可发生窦性心动过速，此都属于生理范围。妇女在妊娠期也常出现心悸。发生心悸，除查出有器质性病变外，可认为是单纯的功能差异。心悸多半是阵发性的，心率逐渐增加，然后逐渐恢复，不过较易变动。心悸发生时，很多人无明显自觉症状，有些人则感觉心慌、气促及胸骨后疼痛。自主神经功能紊乱的人，特别容易有心率的变动，症状亦较明显，但常伴有其他自主神经功能紊乱现象，如头痛、失眠、心烦等。

更年期女性常感到心慌可能和以下因素有关：

（1）雌激素水平：更年期心悸与更年期女性体内的雌激素水平下降有关。雌激素下降了就会引发全身自主神经功能的紊乱、失衡，导致轻重不等的心血管问题，常表现为心悸、心率容易波动，并且伴有头痛、失眠、心烦等现象。

（2）活动量：剧烈的、高强度的体力劳动，会造成暂时性的心血管供应不足，心脏负荷过大，也会引起心悸。对于更年期女性来说，因活动量过大而引发心悸的可能性也会更高。

（3）情绪：感情太激动，或长期处在较大的压力之下，精神抑郁、紧张，也是加重心血管负担的重要因素。

（4）体质：体质虚弱、心脏功能不强的更年期女性，出现心悸的概率更高。

（5）疾病：患有心脏病或其他会影响心血管的疾病，也容易引起更年期心悸。

 更年期为什么会发胖？如何计算自己的体重指数？

有些女性到了四五十岁，明明食量没有增加，体重却逐年上升，尤其肚子上的脂肪明显增多了。普通肥胖，脂肪通常在全身均匀分布。而更年期肥胖，则常常是身体脂肪重新分配至腹部，臀部、腹部周围的脂肪增加，从而导致女性的身体从梨形变成了苹果形（中心性肥胖）。

为什么这个时间人人都会突然发胖呢？研究表明，更年期女性肌肉含量逐渐减少，基础代谢水平降低，热量消耗减少，如果没有相应减少食物的摄入量，或者增加体能活动，容易因为热量过剩而发胖。更年期女性因为卵巢功能衰退，雌激素分泌减少。雌激素可能通过降低神经肽的量和抑制神经肽的作用，从而影响脂肪代谢。而缺乏雌激素，对于中央腹部脂肪的囤积有促进作用。另一方面，雌激素对垂体的抑制减弱，会出现下丘脑和垂体功能亢进，自主神经紊乱，其后果常常是糖代谢失常、食欲亢进。吃得多了，自然就胖了。此外，雌激素减少，会导致骨质疏松，容易引起运动器官的功能障碍，增加了运动的不便利性。运动量减少了，热量消耗也少，也就更加容易发胖。女性更年期肥胖还跟受教育程度、城市化程度、活动量、生产次数有关。同时，也有研究发现，肥胖家族史、早婚、不良饮食习惯、昼夜节律与进食时间的紊乱（如轮班工作）、睡眠不足、自尊心低及抑郁症、喝酒过量、使用治疗精神异常的药物、化学疗法等，均可能造成更年期肥胖的发生。

身体质量指数（简称BMI），是用体重（千克）除以身高（米^2）得出的数字，是目前国际上常用的衡量人体胖瘦程度以及是否健康的一个标准。它的定义如下：

$$体质指数（BMI）＝体重（千克）÷身高（米^2）$$

中国参考标准：＜18.5，偏瘦；18.5～23.9，正常；≥24，超重；24～27.9，偏胖；≥28，肥胖。

 更年期为什么会月经失调？

女性进入更年期，卵巢功能开始衰退。首先是黄体功能进行性衰退，卵泡发育到一定程度，即自行萎缩，不正常排卵；无黄体形成，表现为生育功能衰退。随着年龄的增长，卵巢功能由不稳定到衰退，平衡失调，常常在绝经前表现月经不正常、月经周期紊乱、经期延长、出血不止等，而经前紧张综合征、乳房周期性胀痛、水肿及头痛等症状消失。一般从卵巢功能衰退至月经停止的月经变化情况有3种：

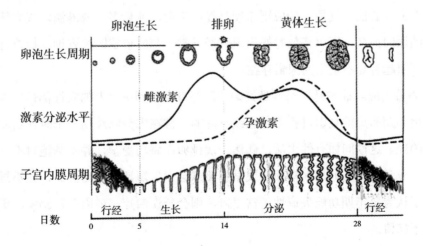

（1）稀发月经：月经周期间隔时间长，由正常 20～30 天变为 2～3 个月或更长的时间行经 1 次。经量可正常或较前减少，间隔时间 4～5 个月或半年才行经 1 次，以后则完全停止。

（2）月经周期紊乱：从正常的月经周期变为不定期的阴道出血，有时经期延长或变为持续性阴道出血，淋漓不断达 1～2 个月，甚者 2 个月以上；也可发生大量阴道出血，患者可发生贫血，面色萎黄，全身乏力，心慌，气短。严重者血红蛋白可明显降低。有的反复出血，一般经 1～2 年，月经即完全停止。此时医生要做详细检查，首先排除肿瘤引起的出血，对年龄在 40 岁以上的女性，应进行全面检查，或做子宫内膜活体组织检查。排除肿瘤后，再按更年期月经紊乱治疗。绝经前月经周期紊乱是最常见的。据报道，有人对 282 例绝经前女性进行观察，发现其中 181 例有月经周期紊乱表现，占 64.2%。

（3）突然绝经：少数女性过去月经周期及经期一直正常，突然绝经；也有的周期正常，仅有几次月经量逐渐减少，以后月经突然停止。据报道对 282 例自然绝经女性进行观察，发现其中 40 例突然绝经，占 14.2%。因此，多数为前两种表现。

可以说绝大多数女性更年期的月经不正常是自然过程，最终会以绝经完结。但有时也可发生大量阴道出血如血崩。患者可以发生贫血，面色萎黄，全身乏力，心慌，气短。造成更年期月经不正常，或量多，或淋漓，或突然闭经的原因很多，所以任何时候出现月经异常，都应该找医生咨询，检查有无下列引起月经不正常的因素存在：

●首先应当证实是闭经还是妊娠，这在青春期到更年期的女性都是可能的。更年期卵巢的衰退过程不是直线下降的，常在内分泌波动一个时期后才完全绝经。这期间如有性生活，偶然一次排卵而碰巧受孕，并不是绝对不可能的。异常妊娠，如早期宫外孕或早期流产会发生短期闭经后出血，如不排除，误认为更年期功能失调性子宫出血，则会延误治疗，或因并发感染，更加重了病情。

●生殖道感染，无论急性或慢性的，尤其结核性子宫内膜炎，往往有不正常的子宫出血。若子宫内膜的功能层受阻，阻碍子宫内膜的再生长，可以持久出血，或闭经与出血相间。

●子宫内膜息肉，有阴道不规则出血，或经期延长。

●子宫黏膜下肌瘤，易有间断的大量出血。

●卵巢功能性肿瘤，如卵泡膜细胞瘤或颗粒细胞瘤，由于大量分泌雌激素，刺激子宫内膜增生，产生内分泌失调性子宫出血。绝经后的女性若发生了这种卵巢肿瘤，也会再次出现子宫出血。

●子宫内膜癌，可有不规则阴道流血，特别是长期不规则地出血以及绝经后出血，更应重视。

●凝血障碍性疾病，如特发性血小板减少性紫癜、白血病、再生障碍性贫血等，均可表现为异常子宫出血。需要检查血常规，包括血小板计数和凝血、出血时间来明确诊断。

●心血管系统疾病，如高血压病或心功能不全的女性也易有子宫出血。肝脏患者容易出血。这些都需要进行检查以排除。

 更年期为什么会性欲冷淡？

调查显示，中国女性遭受更年期性困扰的严重程度明显高于欧洲和亚洲其他国家，并影响她们的生活质量。更年期女性雌激素分泌少，工作压力大，劳动强度大，过度减肥，营养不良等原因，导致性冷淡。表现为阴道干涩，插入困难，疼痛，厌恶性生活，性生活质量开始下降。从生理角度而言，绝经期后，卵巢不再分泌雌激素，也不排卵了，生育能力是丧失了。同时，生殖器官也出现退行性改变，性反应周期各个阶段的反应速度及强度也明显减退，这是事实的一面。但我们不能不看到性欲形成的另一面，即除上述生理因素之外，性欲还受到文化观念、心理和环境等因素的影响。女性到了更年期以后，由于生活稳定，孩子也已长大，夫妻感情牢固，再也不必担心怀孕，使以前因上述因素造成的性压抑消除了，性欲反而可增强，性生活时更放得开，这些例子是经常可以见到的。所以认为绝经期后性欲就会丧失的看法是错误的。事实上，对于一个健康状况良好的老年人，衰老并不意味性欲的必然消退和获得性高潮的丧失。

 更年期为什么会情绪变化？

更年期女性的情绪变化常常表现为：

（1）抑郁：随着更年期女性身心功能日益低下，对任何事物缺乏兴趣和乐趣，生活无活力，忧郁悲观，情绪沮丧，有消极言行，感到懒散，思维迟钝，没有能力。这种抑郁的征象是最常见的女性更年期的心理变化，已属心理疾病范畴，需要尽快防治。

（2）焦虑：少数女性更年期的心理变化的实质是一种焦虑症表现，比如终日或间歇无故焦急紧张，心神不定，无对象、无原因的惊恐不安。另外，还常伴有多种自主神经系统功能障碍和躯体不适感。其中，坐立不安，搓手跺脚是焦虑常见的鲜明特点。

（3）偏执：不少更年期女性敏感多疑，对人不信任，多思多虑，无事生非，猜疑丛生。这是女性更年期的心理变化的常见表现之一。还常伴有疑病观念，恐癌症，对自己的健康有不安全感亦很常见，其实患上这类毛病的男女都应接受心理保健训练。

（4）情绪不稳，易激惹：这是最常见的女性更年期的心理变化，常有两种极端表现：一种是生闷气，长期就会引发新的精神心理问题；另一种是发泄，往往是不顾他人面子和当时的情况。

（5）性格敏感，多疑虑：性格变得敏感多疑是女性更年期的心理变化中较为突出的一种，常无端怀疑丈夫有外遇、同事议论自己等，结果引起家庭矛盾或人际危机。

（6）失眠健忘，变唠叨：很多情况下，女性更年期的心理变化会表现为失眠和健忘，并因此而变得丢三落四，或前面说过的话过几天或者更快就忘了，另外，表现出来的就是开始变得唠叨起来。

（7）个性改变，行为怪：女性更年期的心理变化表现在性格和行为方面也是比较明显的，比如有些女性原来喜欢安静，进入更年期之后一点小事就能让她兴奋，但转而又会冷漠、绝望或者愤怒。

女性更年期的这些心理变化，一部分是由于内分泌改变的结果；另一部分则是受心理、社会因素的影响，但与内分泌变化也有密切关系。研究表明，影响女性更年期的心理变化因素是多方面的。首先，衰老本身就是一种心理压力，对女性而言，步入更年期似乎就意味着各种能力如工作能力、性吸引能力等不同程度地减退或丧失。其次，更年期女性的健康状况往往不如以前，容易发生各种疾病，这又加深了她们心理上的负担。更值得指出的是在更年期前后，孩子们陆续离开了家庭，母亲的义务也已完成，丈夫又可能因忙于工作减少了对家庭和妻子的关心、照顾，由此产生了以心情忧郁为主要表现的家庭空巢综合征，更是加重了女性更年期的心理变化及其不适症状。还有些女性在更年期面临退休，感到无法适应、害怕等。以上这些影响女性更年期的心理变化因素往往和自身社会环境联系在一起，常以嫉妒、猜疑、焦虑、忧郁、疑病、自我暗示等形式表现出来。如果个体性格有缺陷、青壮年期有严重的精神创伤、操劳过度，更年期各种不适和反应得不到亲人或社会的理解和支持就可能使更年期的症状加重，甚至出现更年期精神障碍。为了平稳地度过更年期，更年期女性要注意更年期的心理卫生，根据更年期的身心特点去进行生活与工作，既不要不顾身心变化去勉强行事，也不要谨小慎微，顾虑重重，无所事事，要正确认识更年期出现的生理与心理变化。更年期的某些生理与心理的失调是暂时性的、功能性的，因此不要惊恐不安。精神乐观、情绪稳定是顺利度过更年期最重要的心理条件。

 更年期为什么会腰酸背痛？

这是因为女性进入更年期后雌激素水平突然下降，而雌激素有抑制骨转换、阻止骨流失的作用，当女性体内雌激素水平下降时，这种作用减弱，对钙质的吸收能力也随之降低，造成骨钙大量丧失而发生了骨质疏松。与此同时，人体的骨骼在中年以后还会发生退行性病变，出现增殖而形成骨刺。它们对经过其间的神经、血管压迫，从而产生了相应的腰酸背痛症状。

进入更年期后如果出现腰酸背痛的缺钙表现如何补钙呢？补钙的原则如下：

（1）早补：女性体内的钙质从 40 岁前后就开始入不敷出了，因此一般从此时就应该及时补钙。

（2）食补：选择含钙量高的食物，并长期坚持，例如牛奶、虾皮、芝麻酱等。

（3）补钙药物的选择：目前比较推荐的是碳酸钙和葡萄糖酸钙，这类钙剂含钙量高，容易吸收，不含钠、钾、糖、胆固醇和防腐剂，对糖尿病、肾病、高血压患者也无影响。与此同时，更年期女性也需要注意锻炼身体，多晒太阳。而对于很多女性一旦出现腰酸背痛，就自认为缺钙，盲目吃各种补钙保健品，这样可能适得其反，应该先去正规医院做骨密度检查后，再由专业医生来判断是否缺钙，缺到什么程度，怎么补，补多久。

11 为什么到了更年期，我的血压不稳定了？

部分女性在更年期会出现血压波动的现象，主要症状有头晕、耳鸣、烦躁、睡眠不好等。更年期内发生的高血压，分为更年期综合征性高血压和在更年期发生的原发性高血压。

更年期综合征性高血压是指高血压仅为更年期综合征主要症状之一，属症状性高血压，这种高血压可能是暂时的，到更年期结束后，血压也可能随之恢复正常。然而，随着年龄的增长，血管弹性逐渐下降，这期间出现的血压升高也有可能是原发性高血压。只要是血压升高，都会对心、脑血管的健康造成负面影响，所以当更年期发生血压升高时，不要觉得过了更年期就好了，对血压升高不在意也不控制，这是很危险的。

如果血压出现升高，先不要急着用降压药，可以服用一些调节内分泌、睡眠的药物，观察 3 个月到半年，更年期的症状缓解后，血压也会降下来。

如果患者的血压偏高，而且有高血压、糖尿病、高血脂家族史等其中任意两项，那么就需要加入降压药治疗。因为更年期时间比较长，长期高血压对血管内皮下的损伤较大，容易发生动脉粥样硬化，需要定期检测血压并及时到医院治疗，必要时降压治疗。

更年期高血压并不可怕，通过合理的饮食生活调理、心理调适和正确的治疗，大多数女性的高血压情况都能得到稳定的控制，快乐安稳地度过更年期。

12 更年期还要避孕吗？怎么避孕呢？

答案是肯定的，因为更年期女性的生殖功能是一个逐渐衰退的过程，在这个过程中，卵巢功能是逐渐衰退而不是突然中止的。在这段时间内，更年期女性的月经虽然不规则，经量也明显稀少，但仍有不规则的排卵，而且只要有成熟的卵泡排出，就有怀孕的可能。因此在女性绝经之前，只要还有性生活，就应该避孕。

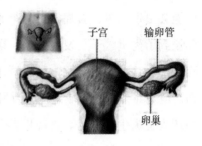

子宫 输卵管 卵巢

更年期的女性是否继续用原来的方法避孕就万事大吉了呢？事实并不尽然，许多适合年轻女性的避孕方法并不一定适合更年期女性。因为更年期女性体内的激素水平、生殖器官的功能都有较大的变化，所以更年期女性采用的避孕措施要根据年龄、体质和有无其他疾病等因素来综合考虑。目前，用于女性避孕的方法主要有安全期避孕法、药物避孕法和工具避孕法3种。第一种安全期避孕法，由于女性更年期月经周期不规则，排卵日的推算不一定准确，因此不宜采用。第二种药物避孕法，由于更年期女性体内激素水平的变化，含有激素的避孕药并不适合45岁以后的女性。第三种工具避孕法，包括宫内节育器、避孕套、阴道隔膜和避孕药膜。一直使用宫内节育器的女性，在更年期可暂不取出，一般情况下，可待绝经后半年至1年取出；而未放置宫内节育器的女性不适合在更年期时再放置；对于绝经前月经稀少的女性，用避孕套避孕比较好，避孕套的润滑剂还可以润滑女性阴道黏膜，避免干燥摩擦引起的不适，另外，应用避孕套还可以减少阴道感染；更年期女性也可以使用阴道隔膜或避孕药膜等外用药具。

使用正确的避孕方法是拥有安全、幸福的性生活的基础，所以更年期的女性一定不能忽视这个问题。

13 进入更年期需要取环吗？

答案是需要的。一方面，女性绝经以后，体内雌激素水平下降，子宫开始萎缩变小，子宫口也会变紧，而节育环的大小是不变的，与子宫内壁摩擦，可能会出现出血、腹痛等现象。并且可能会发生"嵌顿"，通俗地说，就是环长到了肉里。一旦发生嵌顿，取出就变得困难，并且可能出现大出血等危险状况；甚至出现异位，环穿透子宫壁进入腹腔，可能造成对其他脏器的损伤。但是并不能立即取出，因为另一方面，更年期女性会开始出现月经紊乱，却还未丧失生育能力。带环也并非只是为了避孕，还具有预防发生葡萄胎、恶性葡萄胎和绒毛膜癌三种滋养叶细胞肿瘤的作用。因此建议步入更年期的女性在绝经后半年至 1 年内取环。

切不可因为怕痛所以拒绝取环，现在医院有不少办法可减轻取环时的不适，如服用一段时间雌激素，待宫颈条件改善软化后，再在局部麻醉药的配合下取环。

如果出现以下情况时需要考虑及时就诊，取出节育环：①不明原因的阴道出血（尤其可疑有子宫内膜癌、子宫颈癌确诊前）。②合并有子宫腔变形的子宫肌瘤。③妊娠滋养细胞疾病。④有局灶性神经症状的头痛。⑤患盆腔感染性疾病或性传播疾病。

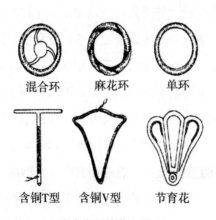

混合环　　麻花环　　单环

含铜T型　含铜V型　节育花

国内常用的节育器

我妈妈绝经早，我也会绝经早吗?

答案首先是有可能的。决定女性绝经期年龄最重要的因素是卵母细胞的数量。女性婴儿每个卵巢约有100万个卵母细胞，出生后卵母细胞会持续不断地减少，当卵母细胞数量减少至临界数量时，就会绝经。迄今尚未完全清楚绝经机制，另外下列因素与绝经年龄密切相关。

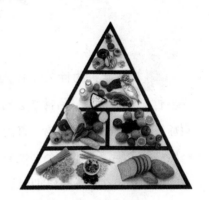

（1）营养：研究发现，长期营养不良、身材矮小、体重轻的妇女与营养较好、身材相对较高，体重相对较重的妇女相比，前者平均绝经年龄为43.6岁，后者为47.3岁。

（2）吸烟：香烟中的苯丙芘是卵母细胞的致死因子。英国皇家大学医院的调查表明，吸烟妇女较不吸烟的妇女平均提早5年进入绝经期。

（3）疾病：一般认为，慢性消耗性疾病、代谢和内分泌疾病、肿瘤、流行性腮腺炎等并发卵巢炎时，均可引起卵巢功能减退。另外，放射疗法、化学疗法及一些自身免疫性疾病也可过早地引起卵巢功能衰退而绝经。

（4）精神因素：尤其是精神心理压力大、操劳过度、长期抑郁、焦虑的女性，可影响神经内分泌功能而提早绝经。研究表明，夫妻关系融洽，性生活和谐的女性，其绝经年龄较夫妻关系不和，纵欲或缺乏性生活的女性相对较迟。

所以为了延缓绝经期年龄，平素要加强营养，勿吸烟，积极治疗各种慢性疾病，保持良好心态和适当进行体育锻炼，则可促进性激素的分泌，延缓生殖器官萎缩和整个人体衰老的进程。当然绝经并不是越晚越好，绝经是女性生命过程中不可或缺的一个阶段，切忌盲目服用保健品来改变绝经。只有遵循自然规律和正确看待绝经，才是对健康的最佳维护。

更年期常见病

 更年期为什么会出现反复尿路感染?

女性进入更年期以后常常会出现尿频、尿急、尿痛、尿不尽、尿灼热、小腹痛等症状,这些正常吗?首先我们要正确地认识到上述所说的症状都是尿路感染的表现,这不是个别现象,进入更年期以后出现尿路感染的可能性会大幅增加,那么进入更年期以后又为什么会更容易出现尿路感染呢?

(1)年龄:年龄偏大,而且可能受更年期的影响,容易出现焦虑而发生免疫力下降,同时被细菌侵袭而发生尿路感染。

(2)生理解剖特点:尿路短,细菌容易侵袭。

(3)雌激素不足:更年期女性机体内分泌改变,卵巢功能衰退,导致体内雌激素水平降低。雌激素减低可导致泌尿生殖系统退行性改变,膀胱、尿道、阴道黏膜下组织萎缩,变薄,血管减少,以至于三者处于相对缺血状态,由于阴部萎缩,尿道缩短,尿道口和阴道口间的距离缩短,尿道黏膜变薄,盆底肌松弛,常有尿失禁、排尿困难。老年人常有习惯性便秘,便秘会进一步加剧局部黏膜的血液循环不良,血液循环不良会导致黏膜防御功能下降,这也会增加细菌感染的风险,引起尿路感染。

(4)尿路异常:女性膀胱颈口硬化、泌尿系统结石、息肉、尿道狭窄、子宫脱垂等均可成为尿路不畅的因素。排尿不尽,容易导致膀胱内的细菌生长繁殖,发生尿路感染。

(5)全身并发症:更年期女性机体免疫力下降,而往往伴随多种疾病,如妇科疾病、高血压、糖尿病、心肺疾病、肝硬化等慢性系统性疾病与尿路感染也密切相关。

●糖尿病常常并发自主神经性病变，造成膀胱功能障碍，导致残余尿量增加及慢性潴留。糖尿病患者机体糖代谢紊乱，血糖、尿糖增高，有助于尿路细菌繁殖。而且糖尿病并发其他感染常常需要使用各类抗生素，可导致菌群失调和肾功能损害。

●更年期女性也常常伴有妇科疾病，如老年性阴道炎、霉菌性阴道炎等，由于阴道口和尿道口离得近，从而增加了尿路感染的发生率。

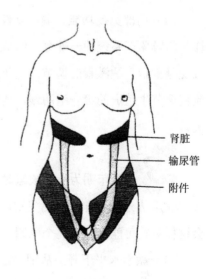

肾脏
输尿管
附件

（6）耐药性增加：更年期女性由于年龄较大，身体的各种功能衰退，身体并发症较多，加之近年来抗菌药物的发展和广泛应用，由多重耐药菌导致的尿路感染越来越多，特别是对于住院时间长，接受侵入性操作的女性。

2 更年期为什么会易患阴道炎？

（1）雌激素水平降低：雌激素降低，阻碍阴道的血液循环，是周围组织的氧供降低，从而影响变薄的阴道上皮的营养条件，破坏阴道皮肤黏膜，增加微生物的感染概率，使阴道炎的发生率增加。

（2）阴道菌群失调：阴道本身的生理环境由于 pH 在 4 左右，是不利于很多细菌生存繁殖的。但是进入更年期以后，因为乳酸杆菌等生理性菌群减少的原因，阴道 pH 上升为 6～8，利于细菌生长繁殖，同时阴道上皮变薄，弹性消失，容易受伤，这些为细菌的侵入创造了条件。细菌进入侵袭阴道就容易患阴道炎。

（3）耐药菌群的产生：更年期女性因为年龄因素以及生活经历，可能用过大量的抗生素，使机体产生耐药菌株，引起阴道微生物失衡，改变阴道环境，使得容易被外来微生物侵袭感染发生阴道炎。

（4）局部免疫功能失调：女性生殖道的整个黏膜，如胃肠道、呼吸道一样是黏膜免疫系统的一部分，组成了女性生殖道防御机制的第一道防线，并且受雌激素、孕激素的调节。更年期女性的雌孕激素水平下降，不能按正常流程调节生殖道的第一道防线，所以导致生殖道容易被外来细菌侵袭患阴道炎。

 更年期为什么咳嗽时有尿液溢出呢？

很多人进入更年期以后发现咳嗽时都伴随尿液溢出的现象，那么为什么会这样呢？可能有如下几个原因：

（1）激素水平下降：从围绝经期开始，女性面临着激素水平的下降，停经后，由于激素的缺乏，使得尿道和阴道的黏膜萎缩，尿道黏膜下的血管也变得稀少，造成封闭尿道的力量相对变弱，尿道张力降低，从而没有办法应对强大的外力作用，因此在面对咳嗽、打喷嚏、提重物等突然增加的腹部压力和膀胱压力时，出现了"溢尿"的现象。

（2）女性尿道解剖结构的影响：由于女性尿道很短，而且较直，缺乏生理性弯曲保护屏障，无尿道外括约肌控制，无生理弯曲形成阻力，不能完全控制尿液溢出。

（3）盆底肌肉群松弛：盆底肌肉群的张力是协助尿道括约肌控制膀胱尿液溢出的另一项重要辅助力量。由于营养状况、疾病所致的体质衰弱或者平时缺乏锻炼致盆底组织薄弱，或者因为分娩次数多、难产、会阴裂伤愈合不良、身体过于消瘦等因素，造成盆底肌肉张力骤降，这些都会导致更年期女性压力性尿失禁，即在咳嗽时尿液不自主地溢出。

（4）尿道口处女膜伞增厚造成尿失禁：有些女性尿道口残留先天性瓣膜，称处女膜伞，青少年时期此膜很薄，容易被尿流冲开，尿道和膀胱内不会残留尿液滞留。而女性尿道生理结构决定容易被感染使处女膜伞发生慢性炎症，成为排尿的障碍，使得尿液滞留，造成尿道炎和膀胱炎，引起压力性尿失禁，即在咳嗽时有尿溢出的现象。

（5）子宫下垂：也可以引起压力性尿失禁，即在咳嗽时有尿溢出的现象。

（6）尿道口内慢性炎症纤维化：炎症久治不愈，导致尿道口内周围结缔组织增生、变硬、收缩造成内腔狭窄，妨碍膀胱尿排尽，同时存在的炎症水肿使尿道内口狭窄，逐渐增加的残余尿量和加重的炎症刺激引起尿失禁。

 什么是更年期功能性子宫出血?

进入更年期的女性常常会有阴道的不规则出血现象，对此我们不要恐慌当然也不能忽视，我们要正确地认识它。

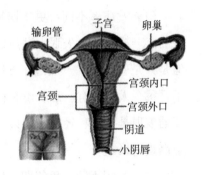

更年期功能性子宫出血（简称更年期功血）指更年期女性出现月经不规则，检查后排除妊娠、肿瘤、炎症、外伤和血液系统疾病，并确定子宫内无节育器就可以诊断。更年期女性由于卵巢功能逐渐退化，不能产生成熟的卵泡而排卵，从而失去正常女性激素的周期性变化，出现的不规律阴道出血，称为更年期功血。表现为子宫不规则出血，月经周期紊乱，经期长短不一，出血量时多时少，有时经血淋漓数月伴贫血。基础体温单相。阴道脱落细胞以底层细胞为主，或中层细胞、低层细胞。血内分泌检查FSH升高，E_2降低等。

引起更年期功血的原因有很多，其中主要是：更年期女性由于卵巢萎缩，功能逐渐退化，导致卵泡不能成熟，无排卵，从而中枢－下丘脑－垂体轴，神经内分泌调控失常，促卵泡激素和黄体生成激素（LH）升高，卵泡对促性腺激素的反应低下，雌激素和孕激素分泌相对减少，卵泡无法成熟，不能排卵，黄体生成障碍，E_2水平下降，子宫内膜增生期过度增生，失去正常的激素周期变化，出现不规则的阴道出血。

如何分辨是更年期综合征还是抑郁症?

随着生活水平的提高，人们越来越重视精神、心理方面的健康问题，很多女性进入更年期以后会出现烦躁、情绪低落等症状，很多人都会误以为自己得了抑郁症，并为此感到恐慌。这是一种很普遍的现象，很可能是更年期综合征，并不是我们所认为的"抑郁症"，我们要正确地了解并且学会正确地应对它。那么现在就让我们看一下，平时我们如何分辨是更年期综合征还是抑郁症呢? 从以下几个方面来辨别:

（1）发病率不同：更年期是由于女性卵巢功能衰退，体内雌激素减少导致的，一般表现有失眠、潮热、烦躁等症状，也有一些人会有抑郁的情绪，但是只是暂时的，一般过了 55 岁可以自行痊愈；而抑郁症是一种精神病，不是每个人都会有，患者没有很明显的年龄区别，任何年龄都可以发生，主要的表现是抑郁和轻生，如果不治疗不能自行痊愈，而且很可能会导致自杀等严重后果。

（2）病因不同：更年期是体内雌激素下降导致的，是女性衰老的一个标志；而抑郁症主要与遗传因素、生化因素、心理－社会因素等有关。更年期是属于正常的生理过程，是每个人都避免不了的阶段，而抑郁症是一部分人有，可能与外在的环境也有一定的关系。

（3）伴随症状不同：更年期的伴随症状主要是失眠、烦躁、脾气暴躁、盗汗和潮热等症状；而抑郁症的主要临床表现是焦虑、悲观、情绪低落等情绪上的表现。

（4）发病年龄不同：更年期综合征是女性 45 ～ 55 岁，当然了，现在生活压力、工作压力大，很多人 40 岁就进入了更年期，但是抑郁症一般没有年龄上的界限，很多 20 ～ 30 岁的人都有抑郁症。

（5）预后不同：更年期可以自行痊愈，没有很严重的并发症，不会对生活造成太严重的影响；而抑郁症必须药物治疗，如果一旦治疗不当，或者生活事件刺激，可能会导致自杀等严重的后果。

6 心血管疾病的发病与更年期有关吗?

很多人都发现进入更年期以后患心血管疾病的可能性好像增加了,所以大家都很想知道,心血管疾病的发病与更年期有关吗?根据现在我们对这两者的了解,我们可以认为心血管疾病的发病与更年期是有关的。大规模流行病学调查发现雌

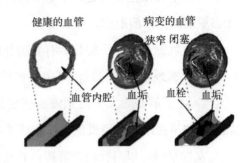

激素缺乏在女性心血管疾病的发生中是重要的致病因素,绝经后的女性发生心血管疾病的风险明显高于绝经前的女性,而且这一风险与绝经后的年龄增加呈正相关。主要原因有以下几点:

● 更年期女性由于雌激素大量减少,对心血管系统的保护作用减弱,导致心血管疾病发病率迅速上升。

● 更年期前后,血管活性因子水平也会发生变化,增加心血管疾病的发生率。

● 雌激素不但对心血管系统有直接的保护作用,而且对糖脂代谢等均有改善作用,进入更年期的女性,雌激素减少,容易出现糖脂代谢紊乱易引发心血管疾病。

7 更年期易患哪些妇科恶性肿瘤?

女性更年期宜当心外阴癌、子宫内膜癌、宫颈癌、卵巢癌、乳腺癌的发生。如有长期不愈的外阴瘙痒,反复的月经失调,非经期的阴道出血,同房后阴道出血,月经来潮超过1周仍淋漓不净、腹痛、腹胀等症状应及时到医院就诊。因为子宫、附件、宫颈无法自行检查,一旦发现异常应及时到医院就诊。建议最好定期到医院进行如下检查:

(1)妇科检查:了解外阴皮肤、色泽、有无异常增生组织或赘生物,了

解阴道分泌物情况，了解是否有炎症，有无赘生物等。子宫大小、活动度，是否有压痛，附件区有无包块。

（2）子宫及附件 B 超：了解子宫、卵巢大小，子宫内膜的厚度，是否有子宫肌瘤或子宫腺肌瘤、卵巢囊肿。

（3）乳腺 B 超：了解是否有乳房肿块、乳腺增生等情况。

（4）宫颈检查：包括液基薄层细胞学检查（TCT）及宫颈人乳头瘤病毒（HPV），了解是否发生宫颈癌前病变甚至宫颈癌（宫颈癌、子宫内膜癌、乳腺癌如早期发现，经过正规治疗后能够完全治愈）。

女性平时可以自行检查乳房，看是否有乳房肿块。乳房自我检查方法如下：

（1）"视觉"检查法：

●双手举过头顶。

●将双手用力叉在腰部，收缩胸肌。

●身体前倾，观察乳房的形状，乳头、乳晕的变化。

●注意双侧乳房外形的变化，是否对称，有无局部的皮肤隆起、凹陷和橘皮样改变，以及乳房表面皮肤有无红、肿、热、痛症状。

●双侧乳头是否对称，有无近期凹陷，乳头部有无鳞屑，轻轻挤压乳头，观察有无分泌物。

（2）乳房"触摸"检查法：

1）立位或坐位检查：首先，将您的左手举起放在头后，再用右手检查左侧乳房。乳房检查的正确范围：上到锁骨下，下至第六肋，外侧达腋前线，内侧近胸骨旁。检查的正确手法：三个手指并拢，从乳房上方 12 点（将乳房比作一个时钟）开始，用手指指腹按顺时针方向紧贴皮肤做循环按摩检查，每检查完一圈回到 12 点，下移 2 厘米做第二圈。第三圈检查，要检查整个乳房直至乳头。检查时手指不能脱离皮肤，用力要均匀，掌握力度为以手指能触压到肋骨为宜。此法被称为指压循环按摩法。检查完左侧乳房后，将您的右手举起放在头后，用左手检查右侧乳房，检查方法同上。

2）卧位检查：身体平躺在床上，肩下垫只小枕头或折叠后的毛巾，因肩部垫高，使得乳房变得平扁，以便于检查乳房内有无异常肿块。由于坐位或立位时乳房下垂，特别是体型较胖的女性，容易漏检位于乳房下半部的肿块，所以卧位检查同样是十分必要的。检查的范围和手法同坐位或立位检查。

（3）乳房"按压"法：在检查完整个乳房后，用食指、中指和拇指轻轻地提起乳头并挤压一下，仔细查看有无分泌物。如果发现有分泌物则应去医院做进一步检查。因为正常女性不是怀孕或哺乳期间是不会挤出分泌物的，如不是在哺乳期或怀孕期间挤压乳房，如能挤出清水样液体、黄色液体、脓性液体，甚至血性液体等都应及时到医院乳腺科做正规检查。

然后检查锁骨上部及锁骨下部。注意有无肿大的淋巴结。最后，检查腋窝上、下、前、后和正中部位有无增大的结节。从腋窝中央开始，沿腋窝周围，依次从手臂下方到胸部及手臂上方和外侧，如发现有肿块，应注意其位置、数目、大小、质地、有无触痛和肿块的移动情况。

当觉得有任何异常，不用紧张，及时就医。

讲了这么多检查方法，那我们平时应该怎样预防乳腺肿块的发生呢？常见的预防乳腺肿块的方法有以下几种：

（1）保持好心情：乳腺最怕的就是心情不好，因为心情好了，卵巢的正常排卵就不会被坏情绪阻挠，孕激素分泌就不会减少，乳腺就不会因受到雌激素的单方面刺激而出现病变，已病变的乳腺甚至也可能在孕激素的照料下逐渐复原。

（2）保持规律睡眠：睡眠不仅有利于平衡内分泌，更给体内各种激素提供了均衡发挥健康功效的良好环境，良好的体内环境会降低各种乳腺病变的发生概率。

（3）和谐性生活：和谐的性生活首先

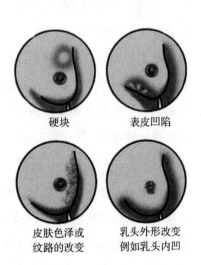

硬块　　　　　表皮凹陷

皮肤色泽或　　乳头外形改变
纹路的改变　　例如乳头内凹

乳腺癌

能调节内分泌，刺激孕激素分泌，增加对乳腺的保护力度和修复力度。当然，性爱也会刺激雌激素分泌，不过在孕激素的监督下，雌激素只能乖乖丰胸，不会产生不良的病变。另外，性高潮刺激还能加速血液循环，避免乳腺因气血运行不畅而出现增生。

（4）妊娠、哺乳：妊娠、哺乳是打击各种乳腺疾病的好方法，孕激素分泌充足，能有效保护、修复乳腺；而哺乳能使乳腺充分发育，并在断奶后良好退化，不易出现病变。

（5）调理月经：临床发现月经周期紊乱的女性比其他人更易发生乳腺病变，形成乳腺肿块。通过调理内分泌，调理月经，同时也能预防各种乳腺病变。

（6）低脂高纤维饮食：遵循低脂高纤维的饮食原则，多吃全麦食品、豆类和蔬菜，增加人体代谢途径，减少乳腺受到的不良刺激，可以很好地预防乳房肿块。同时还应该控制动物蛋白质摄入，以免雌激素过多，造成乳腺病变。

（7）加强运动：有氧运动可以消耗脂肪，改善乳腺血液循环，调节体内激素，防止乳腺疾病的发生。

 有哪些疾病会在更年期找上我？

最常见的为更年期综合征，如潮热、出汗、烦躁、情绪不稳定、失眠、心慌等。一些妇女会忽然觉得一股热气自胸部向颈部、头面部上冲，甚至背部皮肤突然发红，全身潮热，伴有脉搏加快，出现心悸、眩晕等症状。症状消失后，约有半数患者大汗淋漓，发作的频率、严重程度及持续时间个体差别很大，有些更年期女性偶尔会发作，时间短促；有些则每天数次，持续数秒至数分钟不等；严重者可频繁发作，甚至数分钟1次，每天发作30～50次，持续时间10～15分钟。此现象一般可持续1年以上，有些甚至维持到绝经后5年左右。随着更年期绝经时间渐长，潮热、出汗发作频率及强度亦会渐渐减退，最后自然消失。感觉烦躁，容易发脾气，情绪时好时坏；睡眠不好，不易入睡、睡后易醒，醒后入睡困难或多梦，醒后感觉身体疲劳；会突然莫名心慌等不适症状。这些都是更年期综合征的表现。

（1）月经紊乱：有的表现为月经周期缩短、量少，最后绝经；有的表现为月经周期延长，甚至没有周期，月经数月甚至半年才来月经1次，量多或量少，点滴即净，或量多如冲，或淋漓不净；有的突然停经。但是由于到了更年期，多数排卵异常，由于无排卵或稀发排卵，雌激素水平波动，缺乏孕激素的对抗，易发生子宫内膜增生症甚至子宫内膜癌。所以，一旦发现月经紊乱，或阴道出血淋漓不净等情况应及时就医，不要以为是更年期正常的反应。

（2）冠心病：更年期女性体内激素水平降低，从而引起血液中胆固醇含量增加，促使冠状动脉粥样硬化、管腔变窄，心肌供血不足，因而导致心绞痛、冠心病的发生。更年期后，动脉壁顺应性逐渐降低，血管阻力增加。由于神经系统调节功能的紊乱，使血压常波动不定，容易产生高血压现象，进而发展成高血压病。

（3）甲状腺疾病：女性进入更年期后，性腺分泌下降，甲状腺功能也会有一定程度的降低，临床可出现少语不言，记忆力减退，怕冷，浮肿，皮肤干燥，不思饮食。严重者还会引起心脏病，甚至黏液性水肿昏迷，危及生命。特别是原有良性甲状腺肿块的患者，进入更年期后更要防止甲状腺恶性变。

（4）糖尿病：女性更年期胰岛分泌胰岛素功能有所下降，加上情绪紧张，交感神经的过度兴奋，也使胰岛素的分泌减少，糖原分解增多，从而血糖升高。此外，由于体力活动减少，使糖的氧化利用率降低，也容易促发糖尿病。

（5）肥胖症：由于更年期新陈代谢功能降低，而过多摄食物，导致脂肪积聚过多，体重增加，并引起病理生理方面的改变。

（6）骨质疏松：雌激素还具有维持和促进骨基质代谢，对肠道钙的吸收，肾脏钙的重吸收，对钙盐、磷盐在骨质中沉积均具有促进作用，以维持正常骨质，因此更年期女性雌激素分泌减少，容易发生骨质疏松。

特别提醒：更年期女性每年进行一次妇科检查，如子宫附件B超、宫颈液基细胞学检查＋人乳头瘤病毒检查、乳腺B超、骨密度，每6～12个月进行血压、血糖及血脂的检查，了解自己的身体状况，以尽早发现疾病并及时治疗。如感觉身体不适时要随时看医生。

 到了更年期子宫肌瘤还要治疗吗?

　　子宫肌瘤是妇科常见的生殖器良性肿瘤。常见于 30～50 岁女性。确切病因尚不明了。因为子宫肌瘤为良性肿瘤,恶变率仅为 0.4%～0.8%,且多见于年龄较大的女性,所以也没必要谈瘤色变。很多女性在更年期前就知道自己患有子宫肌瘤,可能子宫肌瘤并不大或多次复查没有明显增大趋势,也没有进行治疗,只是在定期检查。那么,具体到更年期是否还要关注子宫肌瘤的变化呢?答案是肯定的,仍然要关注子宫肌瘤的变化情况,更年期波动的雌激素更易促进肌瘤生长。是否需要治疗呢?要看子宫肌瘤的大小、生长位置、生长速度、月经情况及并发症决定。

　　如子宫肌瘤较小,小于 5 厘米,月经量不多,且无尿频、尿急、排尿困难、便秘等压迫症状,可以 3～6 个月检查 1 次,期待绝经后子宫自然萎缩,子宫肌瘤随之萎缩或停止生长。

　　如子宫肌瘤较大,为浆膜下或肌壁间子宫肌瘤,虽然大于 5 厘米,但经量不多,平时无尿频、尿急、排尿困难、便秘等压迫症状,可以继续观察,一般 3～6 个月复查 1 次,如子宫肌瘤变化不大,可以暂时不手术或选择药物治疗,比如中药或其他可以促使早绝经的药物,具体用药应在医生指导下进行。在观察期间如子宫肌瘤生长较快或出现其他不适症状,如腹痛或月经量增多或经期延长等情况,建议手术治疗。

　　如子宫肌瘤大于 5 厘米,并且月经量多、月经后贫血或伴有尿频、尿急、便秘等压迫症状,建议手术治疗。

　　如子宫肌瘤为黏膜下子宫肌瘤,宫颈肌瘤或阔韧带子宫肌瘤,建议手术治疗。

更年期激素补充治疗

 什么是激素补充治疗?

激素补充治疗（hormone replacement therapy，HRT），以往翻译为"激素替代治疗"，容易引起误解，可能会使人觉得补充的雌孕激素剂量要完全代替卵巢所分泌激素，为避免这一歧义的发生，目前多采用"激素补充治疗"或"激素疗法（hormone therapy，HT）"或"更年期相关激素疗法（menopause related hormone therapy，MHT）"。此命名的确定经历了多年的专家们商谈和磨合，临床的实践总结，现在"激素补充治疗"这样定义就明确了，这个定义主要是强调这样一个治疗措施只是对绝经后女性的激素适当补充，而不是要达到很高的水平，就像大家理解的缺什么补什么，缺多少补多少，而不是一味地补充，多多益善或者统一达到某个高度，因此只是"补充"，而非"替代"。随着命名的完善和临床应用的观察研究，前人已经建筑起了足够高的"巨人的肩膀"。

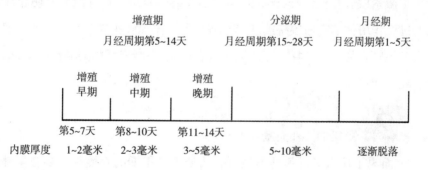

大家应该都对"内分泌失调"不陌生，这同样也见于很多的影视作品，简单来说，女性内分泌失调可查的激素很多，而可以改善和治疗的主要是雌

激素、孕激素。要了解激素补充治疗，首先要了解正常的月经周期和各个时期激素水平的变化。这个在前面已经详细介绍过了，现在我们简要回顾一下。女性生殖系统包括阴道、子宫、输卵管和卵巢。每次的月经来潮剥脱的是子宫内膜的功能层，根据子宫内膜组织学变化一般分为增殖期、分泌期和月经期。

月经期经血的排出是子宫内膜功能层的脱落，所以月经量少的一个原因就是子宫内膜薄，无物可排，月经自然不会多。月经期过后，进入了增殖期，子宫内膜在雌激素的作用下增殖，不断变厚，还有一些内部组织的变化，增殖期过后进入黄体期，子宫内膜在孕激素的作用下，转变进入分泌期，使子宫内膜适合受精卵的种植而受孕，如果没有怀孕，孕激素和雌激素会撤退，子宫内膜剥脱进入月经期，完成一次月经周期。雌激素、孕激素是相辅相成、缺一不可的，发挥协同和拮抗的作用。就像夫妻一样，生死与共，不离不弃，如果哪一方先行离开，就构不成一个整体。

了解了雌激素、孕激素基本的知识后，我们就不难理解激素补充治疗了。主要是雌激素和孕激素的单独奋斗或并肩作战，根据不同人的情况，量体裁衣，私人定制的个体化方案。对有适应证无禁忌证的女性在最低危险下获得最大的效益。主要就是单纯低剂量的雌激素、低剂量雌孕激素序贯或联合应用。对于有子宫者，应在补充雌激素的同时添加孕激素，称为雌激素 - 孕激素联合疗法（estrogen progestogen therapy，EPT）以防止雌激素的过度作用使子宫内膜持续增厚，增加子宫内膜病变的发生。就像土壤水分太多植物容易腐烂一样。而对无子宫者则采用单纯雌激素治疗（estrogen therapy，ET）。

 更年期要补充激素吗？

上面说了这么多，那是不是所有的处于更年期的女性都需要激素补充呢？答案当然是否定的。并不是所有的更年期都需要激素治疗，它需要在有适应证而无禁忌证的时候使用，关于适应证和禁忌证，在 2012 年版的《绝经期管理与激素补充治疗临床应用指南》中都有明确的规定。

（1）适应证：

1）绝经相关症状（A级证据）：月经紊乱、潮热、多汗、睡眠障碍、疲倦、情绪障碍如易激动、烦躁、焦虑、紧张或情绪低落等。

2）泌尿生殖道萎缩相关的问题（A级证据）：阴道干涩、疼痛、排尿困难、性交痛、反复发作的阴道炎、反复泌尿系感染、夜尿多、尿频和尿急。

3）低骨量及骨质疏松症（A级证据）：包括有骨质疏松症的危险因素及绝经后骨质疏松症。

（2）禁忌证：禁忌证也有明确的规定。已知或怀疑妊娠；原因不明的阴道出血；已知或可疑患有乳腺癌；已知或可疑患有性激素依赖性恶性肿瘤；患有活动性静脉或动脉血栓栓塞性疾病（最近6个月内）；严重肝肾功能障碍；血卟啉症（血紫质病）、耳硬化症（耳海绵化症）；已知患有脑膜瘤（禁用孕激素）。

此外，还有一些慎用情况。慎用顾名思义就是谨慎使用，它不同于禁忌证是完全禁止用的，在权衡利弊的情况下，是可以使用的，但是要在专业医生的指导下，共同确定应用MHT的时机和方式，而且要比有适应证的人更严密的监测措施以及监测病情的进展。主要包括：子宫肌瘤，子宫内膜异位症，有子宫内膜增生史，尚未控制的糖尿病及严重高血压，有血栓形成倾向，胆囊疾病，癫痫，偏头痛，哮喘，高催乳素血症，系统性红斑狼疮，乳腺良性疾病，乳腺癌家族史者。

 激素补充治疗最佳时机是什么时候呢？

随着激素补充治疗各个方面的完善，窗口期理论也渐渐明确。窗口期一般为绝经10年之内或60岁以前，2012年版《绝经期管理与激素补充治疗临床应用指南》中指出在绝经相关激素补充治疗领域中，特指绝经早期有症状的中年妇女进行激素补充治疗，会形成一个对骨骼、心血管和神经系统的长期保护作用的时间段。患者只有在窗口期内启动MHT，才能使患者得到更多

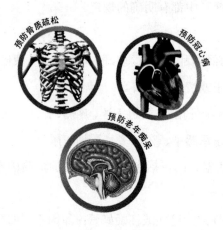

的获益，减少相关的风险；而在这个阶段之外即年龄≥60岁，原则上不推荐 MHT，症状严重者，个体化处理或选择其他治疗方法。此外，还要根据患者自身的意愿，充分告知激素补充相关治疗利弊，由医生和患者共同制订适合患者自身的专有方案。当然，这是在患者有适应证而没有禁忌证的前提条件下进行的。

除了上面说的适应证、禁忌证之外，还有一种情况，就是既没有明确的适应证，也没有禁忌证的情况，这种情况的女性应该占很大一部分的，上面我们说了很多激素补充治疗的好处，是不是没有适应证也没有禁忌证的情况下，也可以使用呢？在这一方面，相关研究表明为治疗或预防心血管疾病而开始或继续使用激素是不应该的；为了预防绝经后妇女慢性病，其总体健康并无收益，所以也不能为了预防慢性疾病而使用激素治疗。大家都知道，绝经之后随着雌激素的减少，很多女性会发生骨质疏松，这也是激素补充治疗的一个临床常用适应证，但是仅仅为预防骨质疏松和骨折，而之前没有开始使用激素补充治疗的，也是不推荐使用的。总的来说，就是没有适应证是不推荐使用激素补充治疗的。

 激素补充时间是多久呢？

国际绝经学会 2016 年颁布的《绝经激素治疗的全球共识声明》建议：没有理由强制性限制 MHT 的持续使用时间，只要获益大于风险，即可继续给予 MHT。激素开始补充的时间，一致认为在窗口期内开始使用，即 60 岁前或绝经 10 年内，一般从卵巢功能开始衰退并出现相关绝经症状后即开始给予 MHT，可达到治疗的最大益处。60 岁前开始使用 MHT 治疗的健康女性，至少在使用 5 年内是安全的。对于在 45 岁之前，尤其是 40 岁之前经历自然绝经或医源性绝经的女性，建议至少持续使用至平均绝经年龄，之后按照正常年龄绝经妇女对待。MHT 治疗期间用药第 1 个月、第 3 个月、第 6 个月，第 12 个月要回医院随诊，以后应至少每年进行 1 次个体化获益 / 风险评估，根据评估情况决定疗程长短，并决定是否继续应用。

 激素补充治疗方案有哪些呢?

了解激素补充治疗方案之前，我们先来了解一下都是补充什么激素。通过前面的介绍，我们知道与绝经相关的可控可调的激素是雌激素和孕激素，所以激素补充也是这两种。而具体方案就是它们两个的点兵布将，如何组配了。常用的方案就是单打独斗或者并肩作战。而并肩作战又有不同的战略部署，雌激素、孕激素如何搭配才能取得最好的效果，是需要综合考虑治疗的目标、患者的偏好和安全问题，所以应当个性化，包括用药种类、用药时间等。而关于用药剂量，最佳安排是应用最低剂量到达最大效果。即以最小的投入得到最大的回报，当然这也是因人而异的。

（1）单用孕激素：主要适用于绝经过渡期，调整卵巢功能衰退过程中出现的月经问题，也能缓解部分绝经相关症状，既然有月经，当然是有子宫的，所以应用孕激素的前提条件是有子宫的患者，体内有一定的雌激素水平，更年期症状以月经为主要问题的，一般在月经后半周期或全周期使用孕激素，可以保护子宫内膜，避免子宫内膜过度增生或者异常增生导致病变或者突破性大出血。

（2）单用雌激素：适用于已经子宫切除的患者。这类患者因为没有了子宫，就不用担心单独补充雌激素导致子宫内膜病变的问题了。所以雌激素一种就可以达到效果了。

（3）雌激素、孕激素序贯用药：主要适用于有完整子宫、围绝经期或绝经后仍希望有月经样出血的女性。该方案是模拟正常月经周期中雌激素、孕激素的分泌模式，在月经全周期使用雌激素基础上，月经的后半周期加用 10 ～ 14 天孕激素。这样子宫内膜也是模拟正常月经周期的变化，会有周期性"月经样"阴道出血，有些人可能觉得不来月经就是老了，所以希望有月经样的经血排出，这种方案更适合于这样的患者。

（4）雌激素、孕激素连续联合使用：该方案主要适用于有完整子宫、绝经后不希望有月经样出血的女性。该法每日均联合应用雌激素、孕激素，一般为连续性（连续用药不停顿），这种方案没有周期性的子宫内膜的剥脱，也就没有每个月的月经来潮，比较适用于不想有月经样出血的患者。

不同的患者要根据患者年龄、自身对月经的意愿等情况合理选择治疗方案。单用孕激素或雌激素、孕激素联合使用中孕激素的应用的主要目的是对抗雌激素，雌激素持续膨胀，容易导致子宫内膜病变，就像水分太多的土地，庄稼容易腐烂一样，持续增长的子宫内膜需要定期的剥脱，就像庄稼不能蓄积太多水要定期排放一样。

（5）连续应用组织选择性雌激素活性调节剂（替勃龙）：该方案主要适用绝经后不希望有月经样出血的女性。替勃龙为合成激素，并具弱雌激素、雄激素和孕激素活性。该药口服后会迅速代谢，分别发挥不同激素的活性，而且该药的作用具有明显的组织特异性，在骨、大脑的体温中枢（潮热）和阴道表现为雌激素作用；在乳房组织表现为明显孕激素和抗雌激素的作用；在子宫内膜表现为微弱的雄激素和孕激素作用。所以有子宫的患者也不需要加用孕激素保护子宫内膜。

 激素补充治疗途径有哪些?

激素的应用途径主要有口服补充、经皮补充、经阴道补充，还有一些特殊的补充方式。下面主要根据不同的途径和不同的用药方案来阐述一下常用的药物。

（1）口服：

1）雌激素：口服雌激素有天然雌激素和合成雌激素，临床常用的主要有：①天然雌激素。结合雌激素，戊酸雌二醇（1毫克／片），17β-雌二醇。②合成雌激素。尼尔雌醇（1毫克／片）。而国际绝经学会推荐选择雌激素天然的或接近天然的、戊酸雌二醇或 17β - 雌二醇。

2）孕激素：①天然孕激素。黄体酮软胶囊（100 毫克 / 粒），微粒化黄体酮胶丸（100 毫克 / 粒），黄体酮胶囊（50 毫克 / 粒）。源自天然的孕激素地屈孕酮（10 毫克 / 片）。②合成孕激素。黄体酮衍生物或睾酮衍生物，甲羟孕酮（安宫黄体酮，2 毫克 / 片）、甲地孕酮（妇宁片，1 毫克 / 片）、环丙孕酮、屈螺酮。

研究表明，天然或接近天然的孕激素导致乳腺瘤的风险较其他明显降低。建议使用天然孕激素或者最接近天然孕激素（如黄体酮胶丸、黄体酮胶囊、地屈孕酮等）。具体用药剂量由医生决定。

3）复方制剂：复合制剂的优点是服用方便，但不能做到因人而异，不利于个体化调整治疗，不过可以满足大部分患者的需要。目前，常用的复方制剂有两类：一类是雌激素、孕激素连续联合制剂，用法为按照顺序每天吃 1 片，28 天为一个周期，中途不需停药。如雌二醇屈螺酮片，（每片含戊酸雌二醇 1 毫克和屈螺酮 2 毫克）；目前研究表明，屈螺酮具有一定的抗盐皮质激素和抗雄激素作用，对乳腺刺激较小，因而对于代谢和心血管系统疾病具有潜在的益处，并可能有更高的乳腺安全性。另一类是雌激素、孕激素序贯制剂，用法为按照顺序每天 1 片，21 天为一个周期，停药 7 天后再开始下一周期。如戊酸雌二醇片 / 雌二醇环丙孕酮片复合包装、雌二醇片 / 雌二醇地屈孕酮片复合包装、替勃龙等，具体用药方案要由医生而定。

（2）经皮：主要用于静脉血栓与心血管疾病、乳腺癌、胆囊疾病等高风险的患者。经皮给药主要指涂抹或贴于皮肤表面的发挥雌激素作用的一种治疗方式，相对于口服途径可以避免肝脏首过效应，我们都知道大部分的药物都是在肝脏内代谢的，所以口服途径经过肝脏的首过效应，所谓的雁过拔毛，相对于服用的剂量，真正能发挥作用的剂量要小一些，所以经皮治疗有使用药物剂量小，对肝脏、胃肠、代谢以及凝血影响小的优点，而且使用方便。目前常用经皮雌激素有半水合雌二醇贴片（1.5 毫克 / 贴）；将药贴于肚脐和乳房以外皮肤，每 7 天更换一次；雌二醇凝胶（40 克 / 支），每天 1.25

克经皮涂抹。

（3）经阴道用雌激素：主要用于为了改善泌尿生殖道萎缩症状，如阴道干涩、性交痛、反复发作的阴道炎、泌尿系统感染等，以及对肿瘤手术、盆腔放射疗法、化学疗法及其他一些局部治疗后引起的症状性阴道萎缩和阴道狭窄者。经阴道局部给药主要是雌激素制剂，2012 年版《绝经期管理与激素补充治疗临床应用指南》提出短期内（3 个月内）阴道局部用雌激素制剂不需要加用孕激素。用药时间一般为每日 1 次，连续使用 2 周症状缓解后，改为每周用药 2 ～ 3 次。

雌激素制剂又分为不经阴道黏膜吸收和经阴道黏膜吸收。不经阴道黏膜吸收主要有普罗雌烯阴道胶囊 / 乳膏（10 毫克 / 粒，10 毫克 / 克乳膏），可经阴道黏膜吸收的雌激素主要有结合雌激素软膏（0.625 毫克 / 克），和雌三醇软膏（1 毫克 / 克）。目前，尚无充足的研究结果推荐局部使用常规剂量雌激素 1 年以上者子宫内膜的保护方法。因此，长期使用者，应监测子宫内膜，根据监测情况决定是否用孕激素。阴道用孕激素主要包含阴道用孕激素（如黄体酮胶丸、黄体酮栓等），但目前未作为常规使用。

补充激素会发胖吗？

少部分人补充激素后会导致体重增加，因为雌激素会促进水钠潴留。更年期女性多为雌激素缺乏，只是补充自身需要的激素，大部分人短时间内小剂量补充激素是不会导致发胖的。

补充激素会长肿瘤吗？

补充激素不会长肿瘤，因为补充激素的原因是由于体内缺乏激素，所以补充正常体内需要的天然激素不会导致肿瘤发生。但如果自身已经存在雌激素依赖性肿瘤，如乳腺肿瘤、子宫肌瘤、卵巢肿瘤，甚至恶性肿瘤补充激素要慎重，严密观察肿瘤生长速度。

补充激素时阴道出血怎么办？

补充激素如果出现阴道出血，先想想自己是否漏服或错服药了，少量短时间内出血，如3～5天即干净，一般为撤药性出血，没关系的。长时间出血，比如超过1周仍不干净或出血量多应及时到医院就诊，检查是否为宫颈炎或宫颈赘生物，甚至宫颈癌；并进行B超检查子宫内膜是否增厚，必要时行诊刮术或宫颈活检术。如果您尚未绝经仍应排除是否妊娠。

 补充激素期间有哪些注意事项？

只有当绝经相关症状对生活质量有不利影响时才能开始激素补充治疗。补充激素前要进行风险和收益评估，如果收益大于风险再进行激素补充治疗，用药前进行全面体检，详细询问病史，包括家族史、吸烟饮酒史、既往史了解有无使用激素禁忌的疾病、使用激素史及使用激素时的不良反应等，排除禁忌证；补充激素期间应注意按时用药，不能遗漏或随意停药；服药期间定期进行体检。对所有激素补充治疗者，都应进行至少每年1次的风险和收益仔细评估，并且只有在收益超过风险时才能继续使用激素补充治疗。

风险评估包括可能出现的不良反应：乳腺检查（B超或乳腺钼靶X线摄影）、盆腔检查（子宫附件）、常规妇科检查、宫颈检查功能（TCT和HPV）、肝功能、肾功能、凝血功能、血压、血糖、血脂、甲状腺功能、常规体格检查如水肿等。当然，可以根据不同高危人群进行重点项目的检查。

更年期综合征中医治疗

 中医是如何看待更年期综合征的?

前面从现代医学方面介绍了更年期综合征,那么祖国医学是怎么看待此病的呢? 其实我国古代医籍并无此病名,但有详细的类似更年期综合征的症状论述,比如"年老血崩""脏躁""百合病""失眠""汗症"等,《素问·上古天真论》曰"女子······七七,任脉虚,太冲脉衰少,天癸竭,地道不通,故形坏而无子也",究其病因,是由于此阶段的妇女肾气逐渐衰弱,冲任二脉亏虚,导致女性阴阳失衡,出现了头昏耳鸣、心悸失眠、烦躁易怒、抑郁焦虑、月经紊乱、潮热、出汗等症状,即相当于更年期综合征。

 中医将更年期综合征分为哪些证型?

每位患了更年期综合征的女性是否都是一样的情况呢? 答案当然是否定的了。每个人的体质不一样,症状也会不一样。中医强调辨证论治,根据不同证型,制订不同的治疗方案,遣方用药进行针对性的治疗。首先需要辨证,就是通过望、闻、问、切来分析、辨清疾病的病因、性质、部位,以及邪正之间的关系,概括、判断为某种性质的证。辨证是决定治疗的前提和依据,体现了个体性、整体性的重要性,很多患者看到周围某个人服用某个药方效果很好,自己就擅自配了相同的中药喝,结果不但没有解决

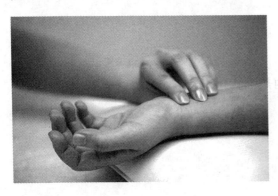

问题，症状反而加重了，这就是药不对症，适得其反了，所以患更年期综合征的女性朋友们一定要前往医院由中医师辨证论治，再对症下药。一般而言，更年期综合征可分为肾阴虚、肾阳虚、肾阴阳两虚、心肾不交、痰火上扰、肝郁血瘀等证型。

●肾阴虚者表现为绝经前后，月经紊乱，月经提前量少或量多，或崩或漏，经色鲜红；头晕耳鸣，潮热、出汗，五心烦热，腰膝、足跟疼痛，皮肤干燥瘙痒，口干，尿少便结；舌红少苔，脉细数。

●肾阳虚者表现为绝经前后，经行量多，经色暗淡，或崩中漏下；精神萎靡，面色晦暗，腰膝酸痛，畏寒肢冷，或面浮肢肿，小便清长，夜尿多，大便稀溏；舌淡，胖嫩边有齿印，苔薄白，脉沉细弱。

●肾阴阳两虚者表现为绝经前后，月经紊乱，量少或多；乍寒乍热，潮热、出汗，头晕耳鸣，健忘，腰背冷痛；舌淡，苔薄，脉沉弱。

●心肾不交者表现为绝经前后，腰膝酸软，头晕耳鸣，潮热、出汗，心悸怔忡，心烦不宁，失眠多梦，甚至情志异常，舌尖红，苔薄白，脉细数。

●痰火上扰者表现为绝经前后，月经紊乱，周期错后，经量渐少，逐渐闭绝，伴随月经闭绝，突然发胖，潮热、出汗，胸闷烦躁，痰多呕恶，颜面浮肿，神疲乏力，舌质淡，苔白厚腻，脉细滑。

●肝郁血瘀者表现为绝经前后，月经紊乱，或崩漏不止，潮热、出汗，胸闷痹痛，情绪不宁，夜寐较差，舌质紫暗，苔白厚腻，脉细涩。

 针对不同证型的治疗方法是什么？

辨好证了，就要开始论治，又称为"施治"，即根据辨证的结果，确定相应的治疗方法和手段。比如肾阴虚者要滋肾养阴，佐以潜阳，方用左归丸合二至丸加减，此类患者阴虚内热、头晕腰酸，平时可常食桑葚果、牡蛎肉、枸杞子、莲子、鸭肉、鹅肉等补肾滋阴；肾阳虚者要温肾扶阳，方用右归丸加减，此类患者平素形寒肢冷，腰膝酸冷，平时可吃韭菜、羊肉、牛肉、鸡肉、海虾、鹿茸等温阳暖宫；肾阴阳两虚者要阴阳双补，方用二仙汤合二至丸加减，此类患者乍寒乍热，腰背冷痛，平时可食用猪腰、牛肾、黄鳝、海参、核桃、芝麻、板栗等进补；心肾不交者要滋阴降火，交通心肾，方用黄连阿胶汤加减，此类患者易出现虚烦惊悸、失眠不安，平时可适当食用百合银耳汤以安心神、养五脏；痰火上扰者要益肾化痰燥湿，方用半夏白术天麻汤加减，此类患者常形体肥胖，有高血压、高血脂，平时需低盐、低脂饮食，常食萝卜、薏苡仁及粗纤维食物等；肝郁血瘀者要疏肝理气，活血化瘀，方用柴胡疏肝散加减，此类患者常有乳胀、头晕、易怒等表现，平时可饮玫瑰花茶、薄荷茶疏肝解郁，吃粳米粥宽胸理气。

 中医药治疗更年期综合征的优势有哪些？

中医药博大精深，在治疗更年期综合征方面积累了丰富的临床经验，有独特的优势，方法多样，除了辨证论治，还有大量古方验方，疗效确切，现代临床及实验研究也充分表明了中药对更年期综合征的性腺有调节作用，可延缓卵巢衰老，同时能提高更年期综合征的免疫功能，防治骨质疏松，而且中医药安全性高，不良反应小，避免了激素可能诱发的子宫内膜癌、乳腺癌、血栓形成等疾病。

 更年期可以吃膏方吗？

膏方，又叫膏剂，膏滋药，是中医理论为指导，辨证论治为基础，强身与治疗相结合、具有较好滋补作用的一种制剂，疗效持续，口感较好。属于中医丸、散、膏、丹、酒、露、汤、锭8种剂型之一。膏的含义较广，如指物，以油脂为膏；如指形态，以凝而不固称膏；如指口味，以甘姜滑腴为膏；如指内容，以为物之精粹；如指作用，以滋养膏润为长。膏剂也分外敷和内服，外敷膏剂是中医外治法中常用药物剂型，除用于皮肤、疮疡等疾患以外，还在内科和妇科等病症中使用。内服膏剂，后来又称为膏方，因其起到滋补作用，也有人称其为滋补药，广泛应用于内、外、妇、儿、骨伤、耳鼻喉眼等科疾病及大病后体虚者。根据春生、夏长、秋收、冬藏的中医理论，冬季是一年四季中进补的最好季节，而冬令进补，更以膏方为最佳，一般连续服用 50 天左右，多为冬至以后的"一九"开始，到"六九"结束，或服用至翌年的立春前结束。膏方是在大型复方汤剂的基础上，根据人的不同体质、不同临床表现而确立不同处方，一般由 40 味左右的中药组成，经浓煎后掺入某些辅料而制成的一种稠厚状半流质或冻状剂型。其中，处方中药物尽可能选用道地药材，全部制作过程操作严格，只有经过精细加工的膏方最终才能成为上品。

膏方能够扶正补虚、延年益寿、改善亚健康状态、防病治病，既是药，有治疗作用，又是补养品，具有调养价值，可活血通络、滋阴润肤、补养肝肾、调和气血、治病和养颜并举。更年期女性肾精肾气渐衰，卵巢功能逐渐下降甚至衰竭，常有潮热、出汗、头晕耳鸣、腰膝酸痛、心烦失眠等症状，而大多并没有器质性疾病，服用膏方补益肾精肾气，不但能改善临床症状，还能在一定程度上改善卵巢功能，延缓女性衰老，使面色红润，皮肤有弹性，所谓"四十后再植根基"，让您"永葆青春"。

更年期女性通过服用膏方来平衡气血、调补阴阳，一定要由经验丰富的中医师，根据个体情况，辨别阴阳气血的盛衰，结合其原有的疾病，制订不同的膏方。

但也并非人人适宜，跟西医激素补充治疗一样，膏方也有适应证和禁忌证。

（1）适应证：①体质虚弱、易反复感冒、汗多、咳喘者。②年老体弱、劳累过度或重病后、手术后身体虚弱者。③亚健康人群。④更年期女性。⑤身患慢性疾病及肿瘤患者放射疗法、化学疗法后，可以在进补的同时兼顾治疗所患的慢性疾病。

（2）禁忌证：①因膏方滋腻，补药收敛，所以湿热、痰湿、瘀血、气郁体质者要清补并行。②有不规则阴道出血者不宜，需寻找病因，排除恶性疾病，病情稳定后方可服用。③急性传染病活动期不宜服用；急性感染，如感冒、发热等需病情控制稳定后服用。④月经期间膏方需停服。

此外，膏方服用需分时令：中医讲究春夏养阳，秋冬养阴，顺应四季变化而养生。膏方多补益，而补益之品宜静不宜动，宜藏不宜泻，所以进补膏方秋冬为宜，春夏不宜。当然，若病情实在需要，春夏也可少量服之。一般在使用膏方前，中医会先开几剂健脾除湿清暑汤剂，然后才服膏方，或者在膏方中加入开胃除湿运脾之品。

《素问·脏气法时论》中记载"五谷为养，五果为助，五畜为益，五菜为充，气味合而服之，以补精益气"，故服用膏方时，注意配合食疗，能更好地发挥膏方的作用。服用膏方期间如出现咽喉不适、咽痛、便秘等上火的热象时，可同时食用当令新鲜蔬菜、瓜果，利用其缓和清热作用来平衡膏方的温热之性，起到药食同调的作用。

服用膏方期间一般要注意几个要点：①低温保存，生霉勿用。②膏方服用剂量及服用次数需循序渐进。③遇感冒、伤食、腹泻或大剂量服用其他药物等情况时，暂停服用。④膏方服用需遵医嘱，如有不适，及时就诊。

 更年期如何用中药进补？

（1）按个体体质进补：前面已经强调了辨证论治，同样中药进补也需按照个体体质，如阴虚体质者则形体消瘦，午后潮热，颧红盗汗，五心烦热，口渴而不想喝水，宜滋阴，选用阿胶、生地黄、枸杞子等；阳虚体质者则形寒怕冷，小便清长，大便溏薄，夜尿频多，舌体胖嫩，宜温阳，采用鹿茸、熟地黄、补骨脂等；气虚体质者则平时少气懒言，头晕目眩，倦怠乏力，容易感冒等，宜补气，常选黄芪、党参、人参等补益之品；血虚体质者则平时多见面色萎黄苍白，唇甲色淡，心悸失眠，肢体麻木、头晕眼花等症状，宜养血，一般选用当归、龙眼、何首乌等；痰湿体质者则形体肥胖，口甜而黏，头昏身重，痰多，胸闷，宜健脾化湿，选用白术、芡实、赤小豆。

（2）按季节进补：人与大自然是一个整体，天人合一，饮食起居与天地相应，补养也要顺应四时。冬天寒冷宜藏，可选用一些温性的补药，如人参、鹿茸、龙眼、刺五加等；春天为万物生发的季节，可选用枸杞子、女贞子、何首乌、山茱萸等一些养肝疏肝之品；夏季天气炎热，可选用一些偏凉或性味平和的补养药，如麦冬、莲子、黄精、银耳等；秋季较为干燥，应多选用滋阴润肺的之品，如五味子、麦冬、玉竹、石斛等。

特别提醒：补养时要注意补而勿偏、补而勿滥。补养药要酌量，不可大补特补，过犹不及。如补气药常壅滞，应用不当，可致胸闷不畅，腹胀纳呆；养血药性黏腻，过服则损伤脾胃，影响食欲或大便改变；滋阴药甘寒滋腻，多服易损伤阳气；助阳药多温燥，有助火劫阴的不良反应。

因此，虽然中药补剂一般药性平缓，但更年期运用中药补剂，最好请医生辨证后，在其指导下进行补养，以免补益不当或过食伤人。

 什么是艾灸？适用于哪些更年期症状？

艾灸是以艾绒为主要燃烧材料，烧灼、熏熨或刺激体表的一定部位的一种医疗保健方法，有防病保健、温经散寒、扶阳固脱、消瘀散结、引热外行等作用。适合更年期寒邪为患的腰膝酸痛、畏寒肢冷、腹痛、带下量多、小便清长、遗尿、夜尿多、大便稀溏等症。

（1）灸法：

1）隔姜灸：用鲜生姜切成直径2～3厘米，厚0.2～0.3厘米薄片，中间以针穿刺数孔，上置艾炷放在应灸的部位，然后点燃施灸。适用于更年期因寒所致的腹痛、腹泻、畏寒肢冷等。

2）隔蒜灸：用鲜大蒜头切成薄片，中间以针穿刺数孔，上置艾炷放在应灸的部位，然后点燃施灸。适用于更年期体虚乏力者。

（2）常灸穴位：

1）关元穴：位于下腹部、脐中下3寸，前正中线上。具有培元固本、补益下焦、暖宫散寒之功，主要通过调节内分泌，从而达到治疗生殖系统疾病的目的，常用于更年期元气亏虚所致的腰酸、腹痛、形寒乏力。

2）归来穴：位于下腹部，脐中下4寸，前正中线旁开2寸。具有理气止痛之功。常用于更年期月经不调、带下量多、少腹疼痛、情志不舒等。

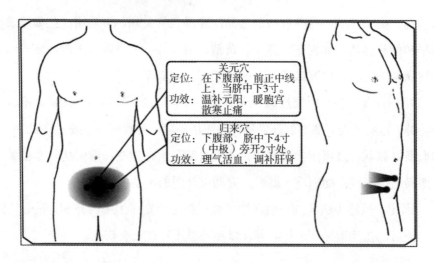

关元穴
定位：在下腹部，前正中线上，当脐中下3寸。
功效：温补元阳，暖胞宫散寒止痛

归来穴
定位：下腹部，脐中下4寸（中极）旁开2寸处。
功效：理气活血，调补肝肾

3）足三里穴：是"足阳明胃经"的主要穴位之一，位于小腿外侧，犊鼻穴下3寸，胫骨前嵴外一横指处（中指），犊鼻穴与解溪穴连线上。是补益气血最好、调理脾胃最强的穴位，凡更年期气血亏虚、脾胃不调所致的腰酸乏力、头晕心悸、腹泻便秘均可用，常有"灸个足三里，补只老母鸡"之说。

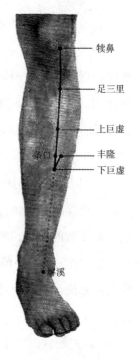

犊鼻
足三里
上巨虚
丰隆
下巨虚
梁丘
解溪

4）三阴交穴：三阴，足三阴经也。交，交会也。

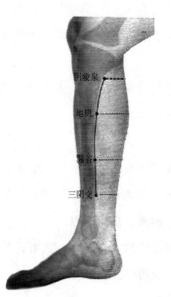

阴陵泉
地机
漏谷
三阴交

三阴交穴名意指足部的三条阴经中气血物质在本穴交会。本穴物质有脾经提供的湿热之气，有肝经提供的水湿风气，有肾经提供的寒冷之气，三条阴经气血交会于此，故名三阴交穴。所谓"妇科三阴交"，顾名思义此穴对于妇科疾病疗效很佳，举凡经期不顺，白带、月经过多或过少，经前综合征，更年期综合征等，皆可治疗；又此穴为足太阴脾经、足少阴肾经、足厥阴肝经交会之处，因此应用广泛，除可健脾益血外，也可调肝补肾，亦有安神之效，可帮助睡眠，常用于治疗更年期痛经、失眠、高血压等。

 什么是足浴疗法？适用于哪些更年期症状？

足浴是足疗保健中的一种，通过水的温热作用、机械作用，并借助药物蒸汽和药液熏洗作用，疏通腠理，透达筋骨，理气和血，从而增强心脑血管功能、改善睡眠、消除疲劳及亚健康状态、增强人体抵抗力。足浴可以促进人体脚部血液循环，达到改善脚部经络，促进人体健康的目的。所谓"春天洗脚，升阳固脱；夏天洗脚，暑湿可祛；秋天洗脚，肺润肠濡；冬天洗脚，丹田温灼"。

足浴保健疗法分为普通热水足浴疗法和药物足浴疗法。普通热水足浴疗法是指通过水的温热和机械作用，刺激足部各穴位，促进气血运行、畅通经络、改善新陈代谢，进而起到防病及自我保健的效果。药物足浴疗法是指选择适当的药物水煎后对入温水，然后进行足浴，让药液离子在水的温热作用和机械作用下通过黏膜吸收和皮肤渗透进入到人体血液循环进而输布人体的全身脏腑达到防病、治病的目的。

足浴时间的要求：①每天安排 1～2 次。②晚上睡前较宜，可消除疲惫，助眠，所谓"饭后三百步，睡前一盆汤""睡前洗脚，胜吃补药"。③每次半小时左右。

足浴水温的要求：一般以 30～38℃为宜，最好不要超过 40℃。睡前足浴若水温过高，反而会使大脑过度兴奋而失眠、不易入睡。

现介绍一些常用足浴方：

●夏枯草 30 克，钩藤 30 克，菊花 20 克，水煎取汁混入水中足浴，可平肝潜阳，清热安神，适合更年期头晕、失眠者。

●红花 20 克，艾叶 30 克，生姜 20 克，水煎取汁混入水中，加盐 10 克，可温经散寒，适合更年期手足冷、腰腿酸痛者。

●黄芪 50 克，肉桂 10 克，乳香 10 克，没药 10 克，细辛 5 克，鸡血藤 30 克，透骨草 30g，水煎取汁混入水中足浴，可补气温阳、化瘀止痛，适合更年期乏力腰酸、畏寒腹痛者。

 什么是食疗？更年期适用哪些食疗方法？

食疗又称食治，是在中医理论指导下，根据药食同源、养医同理，利用食物药用价值及无毒副作用的特性，来调节机体功能，以达到防病治病的一种方法，也体现了"治未病"的养生保健及防治疾病理念。食疗也需按照"虚则补之""实则泻之""寒者热之""热者寒之"的原则，根据更年期患者的不同体质、不同病症进行补益。例如：阳虚患者应忌食寒凉，宜食温补类的食物；体质偏寒患者应忌食生冷、瓜果等寒性食物，宜食温性、暖性食物等。减少摄取高脂肪食物和糖类，多吃鱼类和植物油，多食绿色蔬菜和五谷杂粮，特别是黄豆及其制品，含有丰富的弱性雌激素，可缓解更年期女性因雌激素锐减而造成的痛苦；适当补充钙剂，可以缓解缺钙的烦恼，同时此类食物中还含有各种矿物质和微量元素，有利于缓解更年期烦躁易怒、骨质增生等症状。

以下列举一些常用的食疗方供女性朋友们参考：

（1）当归生姜羊肉汤（选自《金匮要略》）：当归 30 克，生姜 30 克，羊肉 500 克。羊肉入沸水锅内焯去血水后与当归、姜片放入锅内，加水大火烧开后，打去浮沫，改用小火炖 1.5 小时至羊肉熟烂。取出当归、姜片，喝汤食肉。适用于更年期阳虚血虚，面色萎黄、畏寒乏力者。

（2）百合莲子汤：百合 100 克，莲子 100 克，冰糖适量，加水煮半小时煮熟烂后食用。适用于更年期烦躁不安、心悸失眠者。

（3）枣耳粥：银耳 100 克，大枣 15 枚，大米 100 克，加水大火烧沸，再小火煮半小时后食用。适用于更年期神经衰弱而致的失眠。

（4）枸杞鱼汤：鱼肉 50 克，枸杞子 20 克，洗净后放入锅内加水小火炖 2 小时，加入适量盐即可食用。适用于更年期潮热，出汗，头晕眼花者。

（5）百合红枣枸杞茶：百合 30 克，大枣 20 枚，枸杞子 10 克，煮水以代茶饮。适用于更年期阵发性潮热，出汗，五心烦热，腰酸膝痛，口干，心悸者。

（6）核桃莲子山药粥：核桃 20 克，莲子 15 克，山药 20 克，大米适量，按常法煮粥服用。适用于更年期月经周期先后不定，量忽多忽少，头晕，腰酸，口淡，纳差，浮肿，夜尿多者。

更年期自我保健

 更年期要做体检吗？

答案是当然需要。

（1）40多岁：要关心你的心脏。从40岁开始，衰老的表现就更加明显，很多癌症风险也增加。心血管疾病值得我们关注。如果你有心血管疾病家族史，则更应该经常检查。这一阶段，你应该注意以下风险：

1）心脏病：40～50岁女性的头号杀手。

2）乳腺癌：40～50岁女性最常见肿瘤。

3）2型糖尿病：40岁后高发。

特别提醒：乳腺检查（每年1次），钼靶检查（40岁以上建议每年1次），卵巢检查（绝经、有家族史者每年1次），血糖、胆固醇实验室检查（每年1次，需空腹），心脏检查（每年1次）。

此外，为预防肝硬化、肝癌或黄疸的发生，建议每年做1次肝功能检查（需空腹），如果你经常大量饮酒，检查频率应该更高。为预防肺癌、哮喘及慢性阻塞性肺炎，建议每年进行1次肺部检查。如果你是烟民，应该缩短间隔时间。

（2）50多岁：关注肠道和骨密度。从50岁开始，结肠、骨密度检查成了我们扩展关注的对象。此外，这一阶段可以每年进行一次心血管风险评估，包括测血压和血脂。这一阶段你应该注意以下风险：

1）骨质疏松：50岁后女性，有一半人会发生骨质疏松。

2）结肠癌：女性第二大致死癌症。

3）卵巢癌：50岁后高发。

4）心脏病：50 岁以上女性第一死因。

5）脑卒中：25% 的脑卒中发生在 65 岁之前。

特别提醒：骨密度检查（3 年 1 次），若异常每年 1 次，结肠癌筛查（每年 1 次），卵巢检查（每年 1 次），心脏检查（每年 1 次），皮肤检查（每年 1 次），盆腔检查（每年 1 次），宫颈检查联合筛查（2～3 年 1 次），乳腺检查（每年 1 次），钼靶检查（每年 1 次），血糖检查（每年 1 次，高危者每半年检查）。

（3）60 多岁：全面关注身体健康。从 60 岁开始，除了平时关注的那些项目，身体不适的地方将引起我们更多的关注。这一阶段，你应该注意以下风险：

1）骨质疏松：60 岁后女性，有一半人因骨质疏松发生骨折。

2）结肠癌、直肠癌：大多发生在 60 岁后。

3）脑卒中：75% 的脑卒中发生在 65 岁之后。

4）心脏病：60 岁以上女性第一死因。

特别提醒：骨密度检查（每年 1 次），心脏检查（每年 1 次），盆腔检查（每年 1 次），乳腺检查（每年 1 次），钼靶检查（每年 1 次），宫颈检查联合筛查（2～3 年 1 次），结肠癌筛查（每年 1 次），结肠镜检查（2 年 1 次，需肠道准备）。

此外，60 岁以上，每年都应进行眼部检查、耳部听力损伤测试。如出现耳垢或感染马上去医院。肠息肉检查，至少 2 年查 1 次。如果出现便血、便秘或腹泻，且持续超过 1 周，最好去医院。另外，65 岁后低危患者没有必要做子宫颈涂片检查，而 70 岁之后低危患者也没有必要做乳房 X 线检查。

 更年期饮食需要有什么变化吗？

女性进入更年期，由于代谢速度的减慢和运动量的减少，应适当减少碳水化合物的摄入量，总热量的摄入应较年轻女性较少。加上更年期女性容易出现缺铁、缺钙及因节食减肥或胃肠道消化吸收功能障碍引起的营养不良。尤其需注意蛋白质、钙、铁、维生素和膳食纤维的补充。饮食特点为低热量、低脂肪、低盐、低糖。建议一般摄入谷类食物每天 250 ～ 400 克，蛋白质每天 55 克，水果每天 300 ～ 500 克，饮水每天 1 200 毫升，奶每天 300 毫升。增加膳食纤维摄入量，每天 20 ～ 30 克。粗粮、细粮应该搭配使用，如将粗粮、杂粮和全谷物食品搭配起来，最好能达到每天 50 ～ 100 克，每周食用 5 ～ 7 次。微量元素的摄入量推荐如下：钙每天 1 000 毫克，铁每天 12 毫克，钠每天少于 6 克，高血压和冠心病患者以 5 克以下为宜。

如果你是素食主义者，容易出现蛋白质、维生素B_{12}、n-3 多不饱和脂肪酸、铁和锌等微量元营养素的缺乏。建议：①谷类为主，食物多样，适量增加全谷物。②增加大豆及其制品的摄入，每天 50 ～ 80 克，选用发酵豆制品。③常吃坚果、海藻和菌菇。④蔬菜、水果应充足。⑤合理选择烹调油。

 更年期贫血要补铁吗?

答案是需要补铁的，但是贫血不只是补铁。造血的原料是蛋白质和铁，还需要维生素 B_{12} 和叶酸的协助。

铁的推荐需要量为每天 12 毫克，最高摄入量为每天 50 毫克。铁广泛存在于各种食物中，但分布极不均衡，吸收率相差也极大，一般动物性食物的含量和吸收率均较高。因此膳食中铁的良好来源，主要为动物肝脏、动物全血、畜禽肉类、鱼类。蔬菜中含铁量不高，油菜、苋菜、菠菜、韭菜等所含的铁利用率不高。

 更年期需要补充维生素吗?

维生素的补充建议：①推荐摄入量，维生素 A 每天 700 微克，维生素 B_1 每天 1.2 毫克，维生素 B_2 每天 1.2 毫克，维生素 B_6 每天 1.6 毫克，维生素 B_{12} 每天 2.4 微克，维生素 C 每天 100 毫克，维生素 D 每天 10 微克，维生素 E 每天 14 毫克。②补充时注意事项，由于维生素 A、维生素 D、维生素 E 为脂溶性维生素，不能通过尿液排出体外，因此不可以过量补充。在没有良好的食物来源时，可以服用复合维生素片。③各种维生素的食物来源：见下表。

维生素	食物来源
维生素 A	存在于动物性食物中，如动物内脏、蛋类、乳类等。植物中的是胡萝卜素，含量较高的是西蓝花、胡萝卜、菠菜、苋菜、生菜、油菜、荷兰豆、杧果、橘子、枇杷等
维生素 B_1	最为丰富的来源是葵花子仁、花生、大豆粉、瘦猪肉；其次为粗粮、小麦粉、小米、玉米、大米等谷类食物；鱼类、蔬菜和水果中含量较少
维生素 B_2	广泛存在于奶类、蛋类、各种肉类、动物内脏、谷类、蔬菜和水果等动物性和植物性食物中。但是谷类加工不宜过于精细。绿叶蔬菜中维生素 B_2 含量较其他蔬菜高
维生素 B_6	动物性和植物性食物中均含有，通常肉类、全谷类产品（特别是小麦）、蔬菜和坚果类中含量最高。动物组织中维生素 B_6 较易吸收
维生素 B_{12}	存在于动物性食品，主要食物来源为肉类、动物内脏、鱼、禽、贝壳类及蛋类等。奶及奶制品中含量较少。植物性食品基本不含维生素 B_{12}
维生素 C	人体内不能合成维生素 C，要靠食物提供。主要食物来源为新鲜蔬菜与水果。蔬菜中，辣椒、茼蒿、苦瓜、豆角、菠菜、马铃薯、韭菜等中含量丰富；水果中，酸枣、鲜枣、草莓、柑橘、柠檬等中含量最多；在动物的内脏中也含有少量的维生素 C
维生素 D	分为内源性，通过阳光（紫外线）照射由人体皮肤产生。或者来自于食物的外源性，植物性食物如蘑菇、蕈类含有维生素 D_2，动物性食物中则含有维生素 D_3，以鱼肝和鱼油含量最丰富，其次在鸡蛋、牛肉、黄油和咸水鱼如鲱鱼、鲑鱼和沙丁鱼中含量相对较高，牛奶和人乳的维生素 D 含量较低，蔬菜、谷物和水果中几乎不含维生素 D
维生素 E	只能在植物中合成，如麦胚、向日葵、玉米、大豆等

5 更年期容易潮热、出汗，有什么办法吗？

潮热、出汗，是因为体内雌激素水平变化所致。冥想、休息、控制呼吸和认知行为治疗可改善潮热症状。规律的运动，减重和避免潮热的触发因素（比如咖啡因，直接的热刺激）可以将潮热和它们的影响降到最低。吸汗透气的衣服，保持居住环境通风和合理的湿度，都会让你感觉好一点。

更年期心情烦躁易怒，可以吃什么缓解吗？

从中医角度来看，女性更年期的不良情绪，多从疏肝健脾理气入手。日常能够疏肝健脾理气的食物有：莲藕、萝卜、山楂、柑橘、陈皮等。莲藕，能通气，还能健脾和胃，养心安神，亦属顺气佳品，以清水煮藕或煮藕粥疗效最好；萝卜，长于顺气健胃，清热消痰，以青萝卜疗效最佳，红皮白心者次之，如胃寒的女性，可以加排骨、牛肉等炖萝卜汤吃；山楂，擅长顺气活血、化食消积，还可减肥消脂，无论生吃、熟吃、泡水，各种食用法皆有效，但食用要适量，胃酸过多的女性慎用；柑橘，不但味道甜美，还有行气宽胸之功，除果肉外，橘络也有一定的药用价值，橘络泡饮可以通络化痰、理气消滞。

日常茶饮的话，可以喝点薄荷茶、玫瑰花茶、胎菊茶、雪菊茶、石斛花茶、茉莉花茶等。

 更年期容易失眠，可以吃什么改善吗？

更年期女性需要每天睡 7～8 小时，午睡为 15～20 分钟。对于失眠女性，应首先排除影响睡眠的常见疾病，如抑郁障碍、焦虑障碍和睡眠呼吸暂停综合征等。

推荐食用具有宁心安神作用的药材，如茯苓、茯神、莲心、大枣、桂圆、百合、柏子仁、酸枣仁、远志、夜交藤等。推荐食疗药膳为：茯苓山药粥、大枣莲子甜汤、桂圆百合粥等。

茶饮推荐：洛神花茶、薰衣草花茶等。

 更年期女性如何保持身材？

更年期女性由于雌激素的缺乏，对于中央腹部脂肪的囤积有促进作用。雌激素、孕激素的减少使得脂肪的分解量减少，特别是皮下脂肪的分解的作用减弱。身体的脂肪重新分布，例如年轻的脂肪是在乳房或臀部，到了中年，臀部改变可能不大，但乳房会变小、腹部脂肪会增加、大腿及手臂都会变粗，这就是身材变差的原因。研究表明，更年期并不会导致女性肥胖，而是由于激素调节使脂肪分布差异性的原因导致了腹部肥胖的增加。

更年期女性正常的体重指数应保持在 18.5～23.9 千克／米^2。女性腰围≥80 厘米为腹部脂肪蓄积的界限。热量的摄入多于消耗，是肥胖的根本原因。对于热量的控制要循序渐进、逐步降低，且增加其消耗。每天减少热量 523～1 045 千焦是较长时间的最低安全水平。

保持身材的关键还是饮食与运动，严把嘴巴关、控制好摄入量；闲时多运动、增加消耗量，这才是真理。另外，钙、维生素 D 补充剂有助于预防更年期女性体重增加。

 更年期女性怎样进行皮肤保养？

更年期女性或许更多的关注的是这个问题，皮肤皱缩、弹性减退、失去光泽。首先生活要有规律，保持愉快的心情。饮食上多食富含蛋白质和维生素的食物，如黄豆猪爪煲、银耳莲子羹等。日常生活中，可以对脸部、颈部进行循经自我按摩，加速新陈代谢，可防止皮肤弹性降低和松弛。在干燥的季节，配合使用滋润保湿霜。

下面具体介绍下自我按摩步骤：

步骤一：以眉心为基点，划大圈按摩，扩散至整个额头。用食指、中指和无名指以眉心为基点，向太阳穴方向划圈按摩。皮肤有向上拉扯的感觉，顺势推拿按摩太阳穴。

步骤二：这个环节针对常常被人遗忘的鼻子进行按摩。用中指指腹向下顺直轻轻按摩鼻子两侧，有舒展肌肤和防止横纹出现的功效。左右两侧各按摩 3 次；中指指腹紧贴鼻沟，一点一点上下移动，大约 6 次。使堆积污垢浮出。为溶化多余的皮脂，要少许用点力。

步骤三：在容易下垂的嘴角处，迅速向上提。用中指和无名指的指腹从下唇正中心滑向左右嘴角进行按摩。此举有缓解皮肤松弛的作用，大约 3 次。

步骤四：脸颊部分大幅度按摩。以下颚为中心用中指和无名指的指腹，向左右耳方向划圈按摩。手指大幅度移动按摩全脸，大约 3 次。

步骤五：轻轻刺激太阳穴，促进淋巴循环。再次轻推太阳穴，用自己感觉舒服的力道即可。太阳穴掌管着淋巴流动，要轻轻按压促进其循环。

步骤六：对容易产生疲劳、浮肿的眼部周围，要谨慎认真地按摩，以促进血液循环。以眼角为基点，用中指和无名指指腹覆盖整个眼部，轻柔的划向外侧，大约 3 次。这时还要再次轻推一下太阳穴。

步骤七：稍稍用力按摩血管和淋巴集中的颈部。如果按摩霜不够可以再次补充，用整个手掌由下向上提，颈中央要轻轻用力，两侧要稍稍加点力度。按摩时下颏上扬较容易做动作。

特别提醒：按摩前最好先清洁皮肤，擦点按摩膏或按摩霜再开始按摩。皮肤严重暗疮、急性皮肤过敏期、严重晒伤等皮肤破损时，不能进行面部按摩。

10 更年期女性可以吃保健品吗？

对缓解更年期症状，所谓"生物类激素"或"天然激素"等保健品，以及类似产品的长期安全性和有效性缺乏高质量的数据。保健品，如果是营养素补充剂，如复合维生素、钙片、铁剂等，在日常饮食不能够满足需求的时候，可以适量服用。如果是人参、西洋参、胎盘粉、三七、冬虫夏草、燕窝、雪蛤等高档中药类滋补品，需结合个人体质进行补充，最好咨询专业人士。

11 大豆含有大豆异黄酮（类雌激素作用），更年期可以多吃吗？

最新研究显示，大豆制品对改善更年期症状几乎无作用。但是植物药，黑升麻提取物通过多种通道的综合作用，直接调节中枢神经系统，能缓解女性绝经症状。然而，大豆及其制品作为一种日常食物，含有丰富的蛋白质、膳食纤维、矿物质和维生素，是值得推荐的。但是任何有益的食物也要采用均衡原则，古人言：五味均匀，过犹不及。

12 更年期女性可以吃蜂王浆、花粉和阿胶吗?

（1）蜂王浆：蜂王浆中的营养保健和药理成分既十分丰富，又十分协调，具有抗氧化、抗辐射、抗疲劳、抗衰老、养容美颜等多种作用，它所含的癸烯酸是自然界中其他物质所没有的，而这种物质具有显著的刺激机体淋巴细胞的活性、消炎杀菌、防癌抗癌等作用，因而蜂王浆被人们誉为"软黄金""生命青春之源"等。蜂王浆中含有三种人类生殖激素，它们分别是雌二醇、睾酮和孕酮。据测定，每克鲜蜂王浆中含雌二醇0.4167微克，睾酮0.1082微克，孕酮0.1167微克。服用蜂王浆虽没有年龄限制，但是处于生长发育期的少年儿童，只要膳食结构合理、不偏食，营养可以保障的情况下，不建议服用。作为滋补保健品，建议每日早、晚空腹2次，每次5克左右。可直接舌下含服，或温开水冲服，服用半小时后方可进食。蜂王浆虽好也不是人人适宜，有激素依赖性疾病、肝肾功能不良者不能食用；蜂王浆亦不适宜长期服用。

（2）花粉：花粉中的蛋白质和氨基酸含量比许多食品都高，营养特别丰富，能为人体细胞和组织提供足够的养分，维生素含量也非常丰富，尤其是维生素B族，因而花粉被人们誉为"微型天然营养库""自然界最完美的食品"等。每日2次，每次10～15克，空腹服用最佳。

特别提醒：如对虫媒花粉有过敏史、激素依赖性疾病、肝功能不全者，一定要慎用；本品亦不适宜长期服用。

（3）阿胶：中医学认为性平、味甘，归肺、肝、肾经。具有补血、止血、滋阴润燥的功效。药理学证明阿胶具有较好的促进造血功能的作用，同时阿胶的钙含量较高，对于贫血（或处于贫血边缘）和骨质疏松的更年期女性，可以适量服用。但需注意，凡是脾胃虚弱、呕吐泄泻、腹胀便溏、咳嗽痰多者慎用。感冒患者不宜服用。且服用期间忌油腻食物。

13 更年期女性做什么运动比较好?

适宜的运动有益健康，可以提高机体脂肪的供能比例，改善脂质代谢，对维持正常血压、降低血清胆固醇水平、提高心肺功能都有积极作用。运动还可以改善人体心理状态，有助于消除焦虑。参加任何体育运动都比坐着不动要好。更年期女性为了自己要适量运动，可以选择如下运动：

（1）健身跑：跑步是一项简单易行的运动项目，它能增强血液循环，改善心功能；改善脑的血供应和脑细胞的氧供应，减轻脑动脉硬化，使大脑正常工作。跑步的过程实际上是在进行"空气浴"，使人体呼吸更多的新鲜空气，缓解疲劳，提高工作效率。跑步能有效地刺激代谢，增加能量消耗，有助于减肥健美。科学家还发现，坚持慢跑者患癌症的机会较少。跑步的速度依自身体质而定，可计算自己运动时的最大心率（运动时的最大心率 =170- 年龄），一般以心率 120 ～ 130 次 / 分、运动者主观上不觉难受、不喘粗气、不面红耳赤、能边跑边说话为宜。跑步前应先走一段路，做做深呼吸，活动一下脚腕等关节；跑步时步伐要轻快，双臂自然摆动，呼吸要深长而有节奏，不要憋气。一般每天的跑步时间宜在 20 ～ 30 分钟。

（2）步行：步行是一种需要承受体重的锻炼，有助于延缓和防止骨质疏松，延缓骨关节的退行性变化，预防和消除关节炎。中医学认为，散步可除郁积，舒筋骨，和心脉，缓急躁。步行前应选择透气性好、轻便的平底鞋，垫用软鞋垫，以缓冲震动力。走路时应保持肩放平，背放松，收小腹，头直立，手摆动；步行速度最好稍快，注意呼吸均匀；步行锻炼的时间也应根据身体状况决定，一般来说，要达到步行健身的目的，采取 90 ～ 120 米 / 分的速度，每日或每次锻炼 40 ～ 50 分钟，每周 3 ～ 4 次。

（3）登山：登山也是一项深受大众喜爱的运动，它能使人们在欣赏自然美景的同时，提高通气量和肺活量，增强血液循环，增加脑血流量，提高心、脑、肺等重要器官的功能。登山前应先进行热身运动，登山时以全脚掌着地最为省力，不要追求一气呵成的登顶，应时行时停，尽情感受自然清新的空气，多做些深呼吸。下山前应先休息一段时间，让小腿肌肉得以放松，如坡度较大，可沿"Z"字路线下山。此外，要避开气温较低的早晨和傍晚登山，上下山时根据气温变化增减衣服。登山运动以每周 1 次或隔周 1 次为宜，高血压、冠心病等患者需量力而行，勿使身体过度疲劳，以防不测。

（4）游泳：游泳可提高更年期女性的心功能、肺功能，并能使全身骨骼处于积极的活动状态，促进血液中的钙进入骨骼，从而预防骨质疏松。游泳时应循序渐进，刚开始游20分钟左右，逐渐增加至1小时，增加游泳的次数。游泳前先进行30℃左右的温水浴再入水，这样能够带走身上的部分热量，使体温接近水温。

（5）瑜伽：瑜伽是一种现代健身保健运动，深受现代女性的欢迎，它通过呼吸练习、体位练习和冥想三种方法达到调节内分泌和体内激素的作用，使女性能在更年期保持一份安宁稳定的心境，维持身心自然放松、肌肉紧实、脏腑功能平衡而健康。

（6）广场舞：随着社会的发展，广场舞越来越受到人们的欢迎，尤其是中年女性的喜爱，广场舞能起到意想不到的健身作用。广场舞具有锻炼身体，改善心功能、肺功能，加速新陈代谢，促进消化，消除精神压力，从而增强体质，延缓衰老，健身美体，提高人体协调能力，以及增加骨骼的骨密度等作用。

（7）太极拳：太极拳是一项深受广大人民喜爱的传统保健体育项目。

"太极"一词出自《周易·系词》"易有太极，是生两仪"，它含有至高、至极、绝对、唯一之意。太极拳蕴含着丰富的中国传统文化和传统哲学思想，它吸取了前人各种养生术、导引、气功的精华，结合阴阳变化之理，将运动融于清静之中，把清静化于运动之内，从而使人在精神上得到锻炼，内外兼修，身体强健。目前已有多项研究证明：太极拳运动对人体神经、呼吸、消化、心血管、免疫系统都有十分积极的影响。

1）安神定志：太极拳运动强调"以意领气"，练拳者通过意念活动，可排除杂念，使注意力高度集中，从而引起机体某区域兴奋，其他区域进入保护性抑制状态，使大脑皮层得到"安静休息"，平衡大脑皮层的兴奋和抑制功能，降低交感神经紧张性活动，安定心神，消除疾病在大脑皮层引起的病理兴奋灶。

2）提高肺功能：太极拳运动"深、长、细、缓、匀、柔"的腹式呼吸，加大了胸廓的活动幅度，提高了呼吸肌的收缩力，从而改善肺组织的通气及换气功能、增加吸氧能力。

3）促进消化吸收功能：通过膈肌、腹肌的收缩和舒张运动，对胃肠起到一定的机械按摩作用，既增加了胃肠蠕动，又促进了消化液的分泌和胃肠器官的血液循环，提高胃肠液的消化、吸收功能。

4）改善心脑血管功能：太极拳架势平和舒展，全身肌肉放松，血管舒张，减轻了心脏负担，提高心肌功能，并可以使血液中高密度脂蛋白的含量增高，清除沉积在血管壁上的脂肪，防止动脉粥样硬化。

5）提高机体免疫功能：长期练习太极拳，可提高免疫细胞的数量和活性，使机体免疫功能有所提高。

6）改善绝经期骨质疏松症状：一项研究显示，太极推手锻炼和钙剂补充均能帮助更年期女性防止骨量丢失，增加骨密度，太极推手锻炼加补钙的作用优于单纯太极推手锻炼，同时太极推手锻炼在停训后一段时间内有维持骨量的效应。

太极拳的动作柔和舒展，没有忽起忽落的动作变化和激烈的跳跃动作，而且它的动作连贯均匀、圆活自然，给人以美的享受，能够调节更年期女性的不良情绪，陶冶情操。从中医学角度看，太极拳讲究"主宰于腰""气沉丹田"，能很好地锻炼冲、任、督、带四脉；而"缠绕运动，劲贯四肢"，可使手三阴、手三阳经和足三阴、足三阳经的气血运行通畅，因此非常适宜更年期女性练习。

 更年期女性锻炼要注意什么？

更年期女性在运动锻炼中应该尽量避免肌肉－关节－骨骼系统损伤，锻炼的最佳方式为每周至少3次，每次30分钟，中等强度。另外，每周增加2次额外的肌肉力量锻炼，益处更大。建议每天进行累计相当于步行6 000步以上的身体活动。根据运动时的心率来控制运动强度。中等强度的运动心率一般应达到每分钟150次。

此外，建议动静结合。适当的打坐、冥想可以安神定志，对缓解更年期女性失眠、心情烦躁、情绪焦虑有很好的功效。

任何运动，建议女性朋友量力而行，顺序渐进。

15 更年期女性怎样进行卵巢保养?

所谓的"卵巢保养"只是美容院的一种宣传手段，绝非是正规的医疗行为。中医学认为"卵巢保养"是指延缓卵巢功能的衰退，是指女性保养卵巢要顺应卵巢的周期性变化特点，来改善卵巢功能，提高卵巢储备能力，促进卵泡发育和排卵，延缓卵巢早衰，调整月经周期，延缓衰老。

16 更年期女性可以饮酒吗?

酒可以促进血液循环，能预防高血压和高血脂。适量饮酒对于更年期女性有一定的保健作用。但是饮酒要适量，乙醇摄入量应掌握在每天 5 ～ 10 克为宜，不超过每天 15 克。15 克乙醇相当于啤酒 450 毫升，葡萄酒 150 毫升，38 度白酒 50 毫升，高度白酒 30 毫升。

17 更年期女性如何补钙?

●更年期女性对钙的需要量为每天 1 000 毫克，可耐受最高摄入量定为每天 2 000 毫克。

●选择含钙较高的食物，如奶与奶制品、小虾皮、海带、发菜、豆与豆制品等。另有研究显示，硝酸甘油可以增强更年期女性的骨强度。

●另外可以选择补钙制剂，目前市场上面的钙制剂有碳酸钙、柠檬酸钙、乳酸钙和葡萄糖酸钙等。元素钙的含量分别是 40%、21%、13% 和 9%。而对钙的吸收率，碳酸钙吸收率最高，为 39%，乳酸钙为 32%，牛奶为 31%，柠檬酸钙为 30%，葡萄糖酸钙为 27%。

●补钙时应注意，钙吸收受机体和膳食的影响。成年人吸收率仅为 20% 左右。钙吸收率随年龄增加而渐减。某些蔬菜如菠菜、苋菜、竹笋中的草酸盐、植酸盐、膳食纤维，脂肪消化不良均可影响钙的吸收。膳食中如维生素D、乳糖、蛋白质有促进钙吸收的作用。另报道一些药物如青霉素和新霉素能增加钙吸收，而一些碱性药物如抗酸药、肝素等可干扰钙吸收。多晒太阳有利于皮肤合成维生素D，促进钙的吸收。但是隔着玻璃窗户晒太阳是起不到作用的，应该直接晒太阳，同时需注意防晒。骨密度正常的人，如果日常饮食能够满足需求的话，不需要额外补充钙剂。如果不能满足对钙的需求，建议服用钙剂。

●补钙时间以餐后、晚上或睡前为宜。常见食物中钙含量（毫克／100克）见下表：

食物名称	含量	食物名称	含量	食物名称	含量
虾皮	991	干酪	799	苜蓿	713
海带（干）	348	荠菜	294	花生仁	284
紫菜	264	木耳	247	雪里蕻	230
黑豆	224	青豆	200	大豆	191
蚌肉	190	苋菜	178	豆腐	164
蛋黄	112	油菜	108	牛奶	104
枣	80	豌豆（干）	67	大白菜	45
标准粉	31	大米	13	牛肉（瘦）	9
羊肉（瘦）	9	鸡肉	9	猪肉（瘦）	6

●补钙误区。①化验血钙正常，就没有患"骨质疏松"，这是人们把流动在血液中钙误认为骨骼中的钙。②没有外伤、跌倒就不会发生骨折。骨质疏松患者可以没有外伤，如在搬花盆时、下楼梯时、洗脸弯腰刷牙时，或者在咳嗽时发生椎体骨折。③误认为骨质疏松只要服钙片就好。钙只是预防治疗骨质疏松的基础制剂，单纯补钙不能治疗骨质疏松。治疗骨质疏松必须服用抗骨质疏松药物或者促进骨形成药物，还需要加用帮助钙吸收的维生素D药物。④补钙会引起尿路结石。临床上多数尿路结石患者都是以缺钙为诱因引发的。骨质疏松伴尿路结石者可以服用柠檬酸钙片，它有抑制尿量结石的功效。⑤喝骨头汤补钙。靠骨头汤补钙是杯水车薪，而且骨头汤里的脂肪和

嘌呤含量较高。⑥误认为 X 线上未见骨质疏松就不会缺钙。只有当骨量丢失到 30% 以上 X 线片上面才会显示，那时已经明显缺钙，且相当严重。双能量 X 线骨密度测量仪（DEXA）才是诊断骨质疏松的金标准。⑦没有骨质疏松就不缺钙。要知道骨质疏松早期和中期是没有症状的，有症状表明骨量已经丢失到一定程度，同时已经伴有椎体微小骨小梁骨折。⑧骨质疏松确诊后就不需要测骨密度了。骨质疏松若能够早期诊断、早期治疗，其预后是很好的，但是要坚持治疗。在治疗过程中，要求每年检查一次骨密度，一方面有利于观察治疗效果，另一方面有利于指导今后治疗。